我和我的
妇科指南

我的身体，有什么我不能知道

［法］珠珠医生（Juju la gygy）◎著

高可心◎译

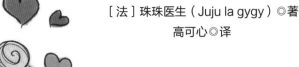

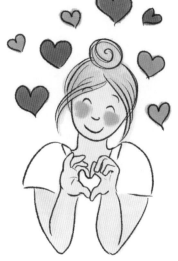

北京科学技术出版社

重要提示：

本书不可替代医疗咨询。如果您想获得专业医学建议，请向有资质的医生咨询。因本书相关内容造成的直接或间接不良影响，出版社和作者概不负责。

Published in the French language originally under the title:

Le guide gynéco joyeux et décomplexé

©2021, Editions First, an imprint of Édi8, Paris, France.

Simplified Chinese Translation Copyright © 2024 by Beijing Science and Technology Publishing Co., Ltd.

All rights reserved.

著作权合同登记号　图字：01-2023-5719

图书在版编目（CIP）数据

我和我的妇科指南 /（法）珠珠医生著；高可心译 . — 北京：北京科学技术出版社，2024.5

ISBN 978-7-5714-3647-6

Ⅰ.①我…　Ⅱ.①珠…　②高…　Ⅲ.①妇科病—防治—指南

Ⅳ.①R711-62

中国国家版本馆 CIP 数据核字（2024）第 026821 号

策划编辑：孔　倩	电　　话：0086-10-66135495（总编室）
责任编辑：田　恬	0086-10-66113227（发行部）
责任校对：祝　文	网　　址：www.bkydw.cn
图文制作：天露霖文化	印　　刷：北京顶佳世纪印刷有限公司
责任印制：李　茗	开　　本：720 mm×980 mm　1/16
出 版 人：曾庆宇	字　　数：98千字
出版发行：北京科学技术出版社	印　　张：9.75
社　　址：北京西直门南大街16号	版　　次：2024年5月第1版
邮政编码：100035	印　　次：2024年5月第1次印刷
ISBN 978-7-5714-3647-6	

定　　价：79.00元

献给我生命中的女性：我的妈妈、我的姐妹、
我的姨妈和我的婆婆！

《世界的起源》*

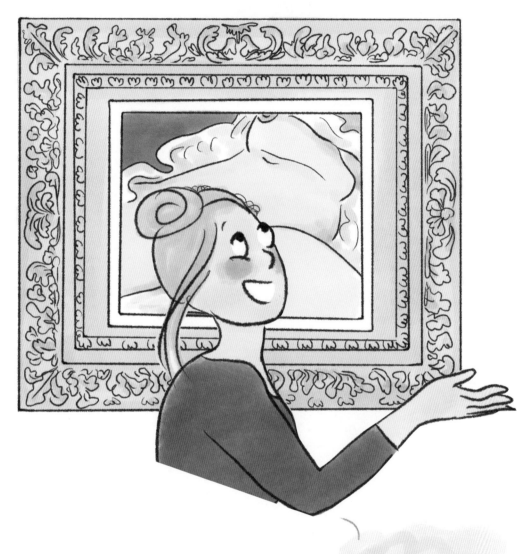

络绎不绝的人远道而来，
花钱买票，只为看它。

*法国著名现实主义绘画大师古斯塔夫·库尔贝于 1866 年创作的
现实主义油画，现收藏于法国巴黎奥赛美术馆。——译者注

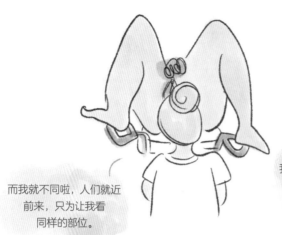

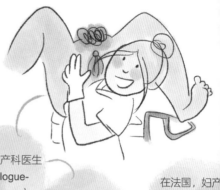

而我就不同啦，人们就凑近前来，只为让我看同样的部位。

我是一名妇产科医生（gynécologue-obstéricienne）。

妇产科医生常被简称为妇科医生（gynéco）……

在法国，妇产科医生的昵称是"吉吉大夫（gygy）"！

在我看来，这个昵称其实有点儿刻意。

因为人们并不会把儿科医生（pédiatre）叫作"贝贝大夫"（pépé），

也不会管胃肠科医生（gastro-entérologue）叫"嘎嘎大夫"（gaga）。

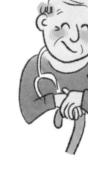

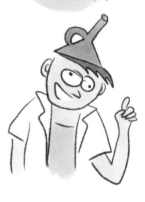

不然的话，心血管医生（cardiologue）的昵称也太尴尬了*……

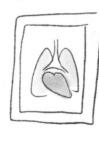

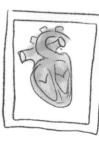

*心血管医生的法语单词 cardiologue 取第一音节叠音即"caca"，在法语儿语中该词常用来指代"便便"。——译者注

8

说起来，我的职业规划算是一波三折。

我最开始想当面包师。

后来又想做兽医。

但是我一直担心会发生这样的事……

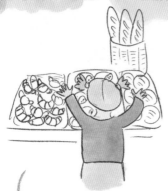
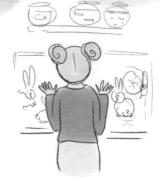
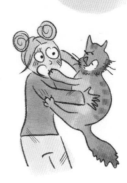

因此，我还是决定做医治人类的医生。很快，我就对妇产科产生了浓厚的兴趣。

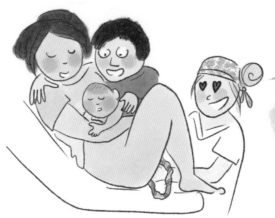

啊！！！我愿意一辈子做这样的工作！！！

可想而知，我的人生开始变得充实而紧张……

我依然有时间享受美好的假期；和朋友小聚。

然而，忙碌是医生生活的主旋律，加班是家常便饭……

让我的人生之旅加倍刺激的，是我的三个小宝贝的加入。

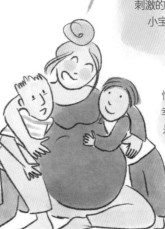

忙乱中虽然混杂着幸福的味道，我还是要说：生活真是一团麻！

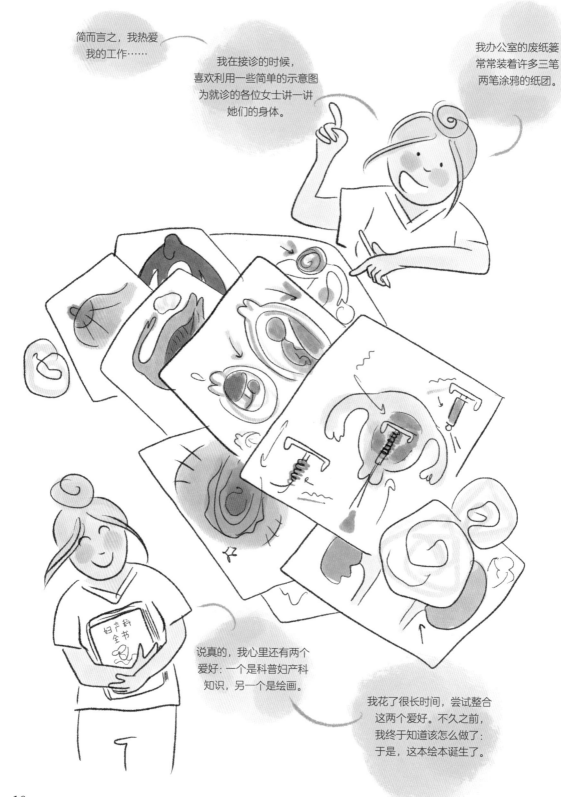

简而言之，我热爱我的工作……

我在接诊的时候，喜欢利用一些简单的示意图为就诊的各位女士讲一讲她们的身体。

我办公室的废纸篓常常装着许多三笔两笔涂鸦的纸团。

说真的，我心里还有两个爱好：一个是科普妇产科知识，另一个是绘画。

我花了很长时间，尝试整合这两个爱好。不久之前，我终于知道该怎么做了：于是，这本绘本诞生了。

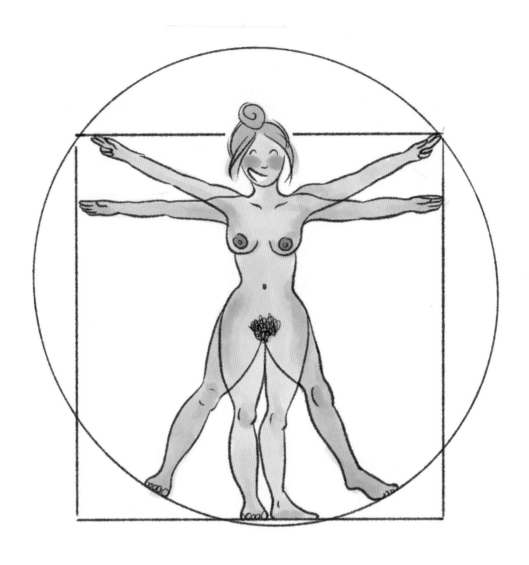

解剖学

解剖学

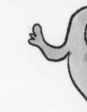

外阴也疯狂！

解剖学是妇产科领域所有知识的基础。
首先，我们来谈谈一个从外部就能看到的女性生殖器官：外阴。

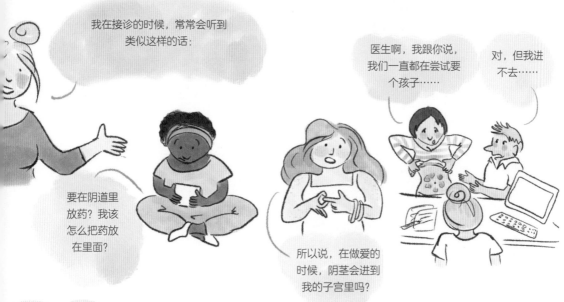

我在接诊的时候，常常会听到类似这样的话：

医生啊，我跟你说，我们一直都在尝试要个孩子……

对，但我进不去……

要在阴道里放药？我该怎么把药放在里面？

所以说，在做爱的时候，阴茎会进到我的子宫里吗？

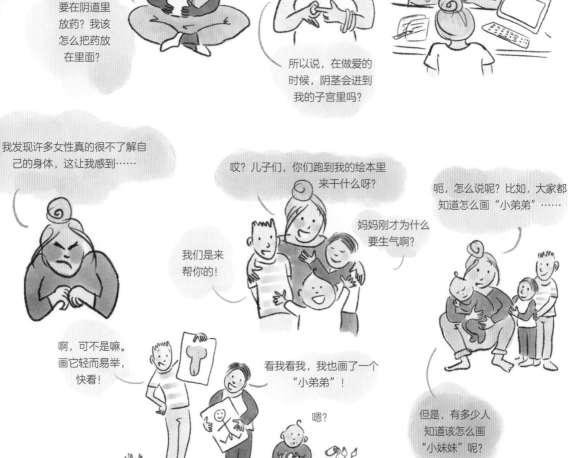

我发现许多女性真的很不了解自己的身体，这让我感到……

哎？儿子们，你们跑到我的绘本里来干什么呀？

我们是来帮你的！

妈妈刚才为什么要生气啊？

呃，怎么说呢？比如，大家都知道怎么画"小弟弟"……

啊，可不是嘛。画它轻而易举，快看！

看我看我，我也画了一个"小弟弟"！

嗯？

但是，有多少人知道该怎么画"小妹妹"呢？

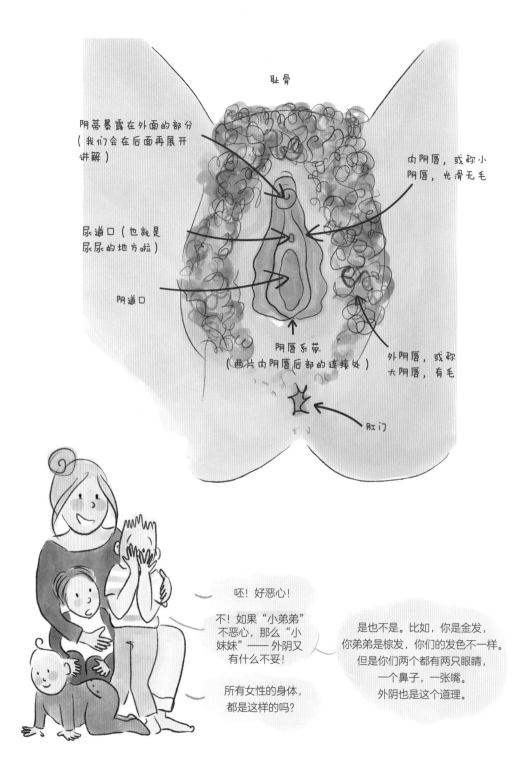

耻骨

阴蒂暴露在外面的部分
（我们会在后面再展开
讲解）

内阴唇，或称小
阴唇，光滑无毛

尿道口（也就是
尿尿的地方啦）

阴道口

阴唇系带
（两片内阴唇后部的连接处）

外阴唇，或称
大阴唇，有毛

肛门

呸！好恶心！

不！如果"小弟弟"
不恶心，那么"小
妹妹"——外阴又
有什么不妥！

所有女性的身体，
都是这样的吗？

是也不是。比如，你是金发，
你弟弟是棕发，你们的发色不一样。
但是你们两个都有两只眼睛，
一个鼻子，一张嘴。
外阴也是这个道理。

有多少个女人，就有多少种外阴。

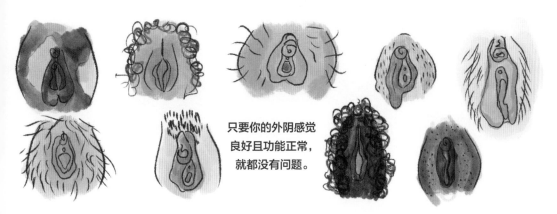

只要你的外阴感觉
良好且功能正常，
就都没有问题。

说到"功能正常"，我就要明确一下外阴的
功能：它负责保护阴道与子宫的入口，并产生快感！

而关于"感觉良好"，我想举一个"感觉不
好"的例子：有的女性内阴唇可能过长，在
摩擦时可能引起不适，甚至产生痛感，妨碍
日常生活（如骑车、穿衣、性生活）……

你如果有类似的困扰，请咨询医生。目前的
解决办法主要是采取阴唇缩小手术。

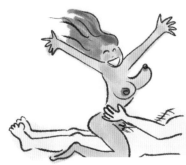

★ **你如果觉得好奇**，可以对着镜子观察
一下自己的外阴；如果不敢这么做，
可以尝试在体检时请医生指导你观
察，并让医生简单讲解一下。

魔镜，魔镜，
谁是世界上最美
的那个"她"呀？

15

让我们聊聊：
怎么摆脱外阴羞耻？

很多女性在没有任何客观证据的情况下就觉得自己的外阴很丑、很脏，甚至是畸形的。我将这种心态称为"外阴羞耻"。下面我给大家提供四种方法来摆脱这种羞耻感。

加强我们对自己身体的认知

每个女性都应该泰然面对自己的生理结构。希望大家明白这个关键的道理：无论是眼睛的颜色，还是外阴的形状，我们人人有别，但人人正常。

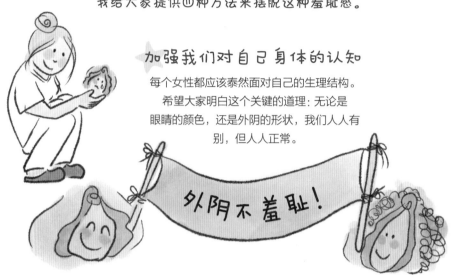

外阴不羞耻！

使用"内阴唇""外阴唇"替代"大阴唇""小阴唇"

类似"大"和"小"这样的形容词容易造成误解。因为既存在尺寸较大或较长、甚至超过大阴唇的小阴唇，也存在小到几乎看不见的小阴唇——而所有这些情况都是完全正常的！

亲爱的希波克拉底，请你保佑，让法国国家医学科学院、法国的妇产科，还有世界上的其他地方，把"小阴唇"和"大阴唇"的叫法改掉吧！

法国国家医学科学院最近正在重新修订处女膜的定义。

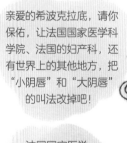

希波克拉底

按道理讲，也该轮到两种阴唇被重新命名为"内阴唇"和"外阴唇"了。

说真的，这会对女性认识自己的身体很有用……

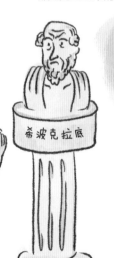

粉碎女性话题中的禁忌

不要再说女孩两腿中间"缺东西",甚至说女孩是"没把儿的"了,这些说法就好像女孩比男孩差点儿什么一样。我们女孩,或者说我们女性,有自己的性器官。我们有外阴,这个器官有自己的名字,是客观存在的。

打破狭隘审美

外阴常被呈现为尺寸极小且过度脱毛的样貌(不只限于色情影片中)。对女性(以及女性性器官)多样性来说,这是一种狭隘的审美。

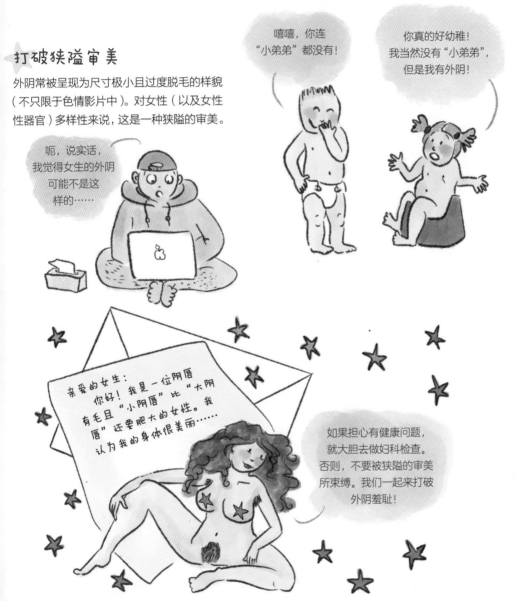

嘻嘻,你连"小弟弟"都没有!

你真的好幼稚!我当然没有"小弟弟",但是我有外阴!

呃,说实话,我觉得女生的外阴可能不是这样的……

亲爱的女生:
你好!我是一位阴唇有毛且"小阴唇"比"大阴唇"还要肥大的女性。我认为我的身体很美丽……

如果担心有健康问题,就大胆去做妇科检查。否则,不要被狭隘的审美所束缚。我们一起来打破外阴羞耻!

盛名在外的阴蒂

这是人体中唯一一个只是为了产生快感而存在的器官……
是不是很神奇！

如果只从外露的部分来看阴蒂——就像我之前画的那样，那么你看到的只是冰山一角。

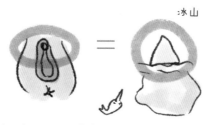

实际上，如果展示阴蒂全貌的话，它其实是这个样子的：

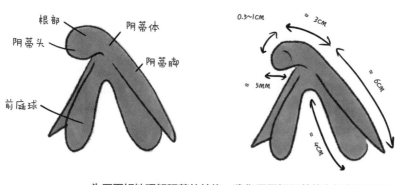

在平静状态下，阴蒂总长至少为10厘米。

为了更好地理解阴蒂的结构，我们需要把阴蒂放在解剖图里看。

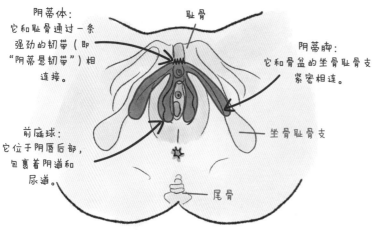

阴蒂体：
它和耻骨通过一条强劲的韧带（即"阴蒂悬韧带"）相连接。

前庭球：
它位于阴唇后部，包裹着阴道和尿道。

阴蒂脚：
它和骨盆的坐骨耻骨支紧密相连。

阴蒂头的神经末梢分布非常密集，对触碰、热、冷、拉伸、震动，尤其是性快感特别敏感。

外生殖器主要受阴部神经（又被称为"羞耻神经"）的支配，这种神经从骶骨出发延伸至阴蒂。

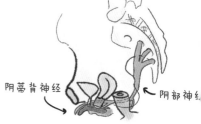

阴蒂背神经

阴部神经

18

总结一下，虽然阴蒂看上去很小，但是如果算上所有
"隐藏"起来的部分，它的实际尺寸比阴茎还要大一些呢！

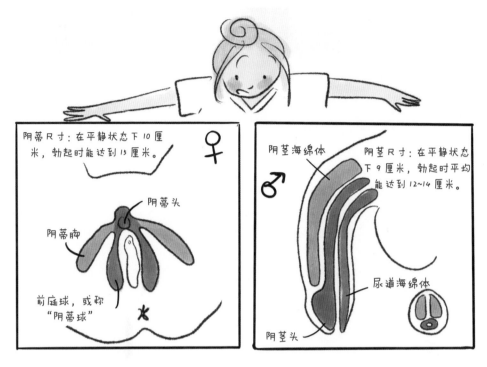

阴蒂尺寸：在平静状态下10厘米，勃起时能达到13厘米。

阴蒂头
阴蒂脚
前庭球，或称"阴蒂球"

阴茎海绵体
阴茎尺寸：在平静状态下9厘米，勃起时平均能达到12~14厘米。
尿道海绵体
阴茎头

到这里，我已经把与阴蒂相关的知识全面地介绍了一遍。在很长一段时间里，
阴蒂都没有受到重视，很多女性都不了解它到底是怎么工作的，
有些人甚至不知道自己还有阴蒂这个器官！

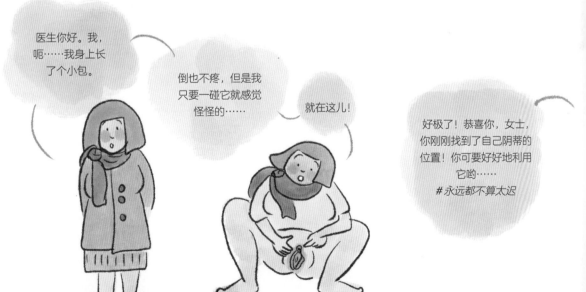

医生你好。我，呃……我身上长了个小包。

倒也不疼，但是我只要一碰它就感觉怪怪的……

就在这儿！

好极了！恭喜你，女士，你刚刚找到了自己阴蒂的位置！你可要好好地利用它哟……
#永远都不算太迟

阴蒂和快感，
它们是怎么回事？

现在，你已经看过了阴蒂的结构图，或许能清楚地指认出阴蒂的位置，
但是你知道阴蒂的工作原理是什么吗？

当阴蒂受到刺激的时候，刺激信号会分两个层次进行传播。

★ 低级中枢水平的反射

刺激阴蒂会使包覆在勃起组织血管外的平滑肌放松，
引起阴蒂充血和膨胀。

这和阴茎勃起的原理相同。

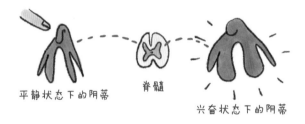

平静状态下的阴蒂　　脊髓　　　兴奋状态下的阴蒂

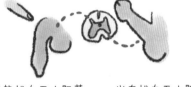

平静状态下的阴茎　　兴奋状态下的阴茎

★ 高级中枢水平的意识

刺激信号传输到大脑中，大脑会对其进行处理，产生快感或者不适感。

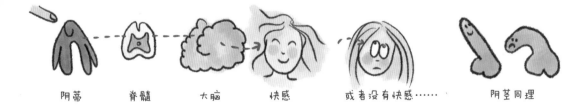

阴蒂　　　脊髓　　　大脑　　　快感　　　或者没有快感……　　　阴茎同理

阴蒂头是最能够激起女性性欲的部位。
但阴蒂体上不计其数的神经末梢也非常
敏感，该部位可以在阴蒂包皮受到
刺激时或在阴茎插入并挤压前庭
球时达到兴奋状态。

除了阴蒂之外，女性身体
各处还有些次级的能激起
性欲的部位，它们同样非常
重要。每个人的次级性欲部位
因个人喜好和性经历的不同而有
所差异，比如有乳头、肛门、口腔、
耳朵……

实际上，女性的外阴和男性的阴茎都源于同一种胚胎结构。在怀孕初期的几个月中，胚胎的生殖结节尚未分化，所有宝宝无论染色体组型是女性的 XX 还是男性的 XY，其生殖结节都是一样的。

随着时间的推移，在各种激素的影响之下，胚胎会分化出性器官，出现男性或女性的特征。

稍等一下，我画几张图，这样会更清楚一些……

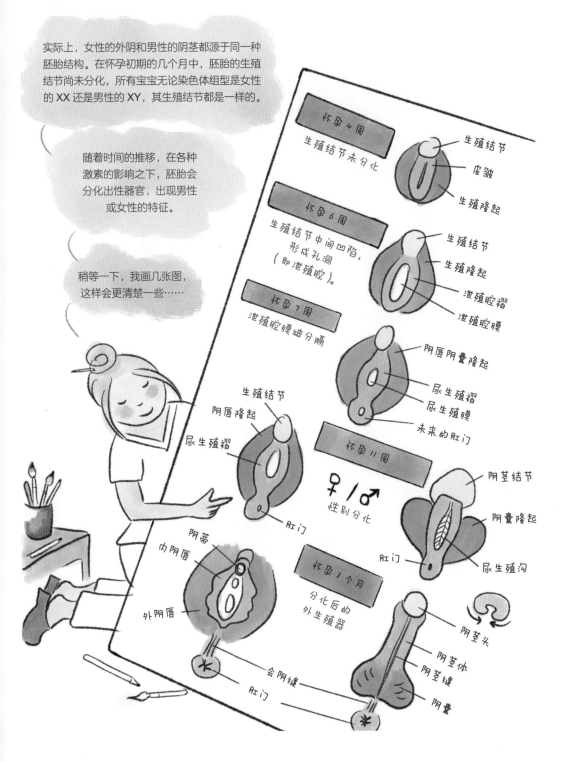

怀孕 4 周
生殖结节未分化
生殖结节
皮皱
生殖隆起

怀孕 6 周
生殖结节中间凹陷，形成孔洞（即泄殖腔）。
生殖结节
生殖隆起
泄殖腔褶
泄殖腔膜

怀孕 7 周
泄殖腔膜被分隔
阴唇阴囊隆起
尿生殖褶
尿生殖膜
未来的肛门

生殖结节
阴唇隆起
尿生殖褶
肛门

怀孕 11 周
♀ / ♂
性别分化

阴茎结节
阴囊隆起
肛门
尿生殖沟

怀孕 3 个月
分化后的外生殖器

阴蒂
内阴唇
外阴唇
会阴缝
肛门

阴茎头
阴茎体
阴茎缝
阴囊

让我们聊聊：
残割女性生殖器

世界卫生组织对"残割女性生殖器"的定义是：出于文化目的或其他非治疗目的，切除女性的部分或全部外生殖器。我们也称其为"女性割礼"。

每年有三十多个国家的三百万女人或小女孩被施割礼。女性割礼主要集中在非洲，同时也存在于欧洲的一些移民群体之中。虽然很难给出准确的数字，但是一般认为法国有超过五万的女人或小女孩被施过割礼。

正常外阴

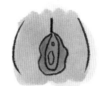

阴蒂被部分或
全部切除的外阴

内外阴唇被部分或全部切除
并封闭的外阴

女性割礼的起源不止一种，但随着时间的推移，割礼逐渐发展成为一种男性支配女性，以及通过减少性快感来控制女性性行为的标志。

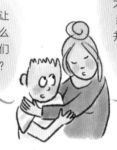

妈妈，你说的这些让我很不好受。为什么有人要这么做？他们不会被抓去坐牢吗？

大部分国家都立法禁止了这种行为，并会处罚折磨女性的人。

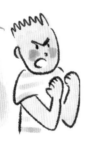

女性对男性说"不！"，然后继续过自己的生活。这不就行了！

我的宝贝，事情并不是那么简单……那些要延续陋俗并继续实施割礼的人，反而常常是女性。

实际上，虽然那些被施过割礼的小女孩经历过这样的伤害，但是当她们成为女人和母亲、需要为自己女儿的未来考量的时候，她们还是会屈服于传统的重负和外界的压力。

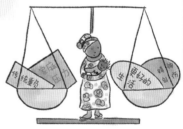

除了法律，我们还需要时间、需要很多很多的信息和交流，才能够在未来的某一天彻底为女性割礼画上句号。

处女膜

"处女膜"（HYMEN）这个医学术语，既起源于拉丁语的"膜"（HUMEN），
也起源于希腊语的"婚姻"（HYMEN）。处女膜其实更应该叫作"阴道瓣"，
指位于阴道入口的有孔的膜性组织。

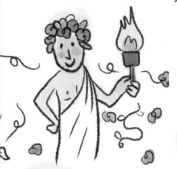

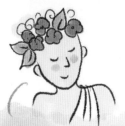

我就是酒神狄俄尼索斯和美神
阿佛洛狄忒之子，司掌婚姻的
神明：许门（Hymen）！

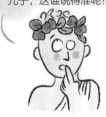

哦，不过我也可能是太阳神
阿波罗和某位缪斯女神生的
儿子，这谁说得准呢？

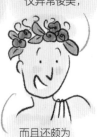

不管怎么样，我不
仅异常俊美，

而且还颇为
神秘……

世上到处流传着关于我的
传说……说我伪装成女性，
专门拯救那些被海盗劫走的
年轻姑娘……

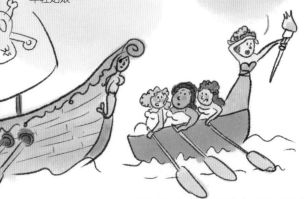

使劲划啊，
姑娘们！

也有人说我在自己的婚礼
当天，被突然倒塌的房子
压死了……

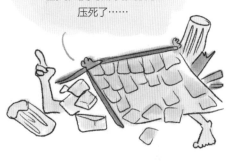

言归正传，法国国家医学科学院对处女膜的定义是："处女膜是位于阴道口边缘的一层黏膜皱襞，每位女
性的处女膜构造都不尽相同。"

最常见的处女膜长这个样子：

一般情况（环状）

但每个女性的身体结构都不同，处女膜也
可能长成以下这种样子：

闭合状

筛状

中隔状

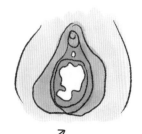

随着年纪的增长和性交中阴茎的插入，处女膜会变得松弛。尤其是在分娩之后，
处女膜甚至只会剩下一圈附在阴道壁上的残膜：这就是我们说的"处女膜痕"。

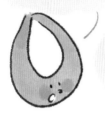

喂，珠珠医生，你忘记说了，我和阴蒂一样，都被传统观念误解了。

人们把我和"童贞"与"女性的贞洁"联系在一起。

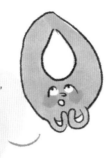

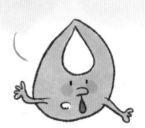

人们宣称在阴茎插入阴道的时候，我是需要流血的。

在某些文化传统中，人们会特意展示新婚之夜的床单上或睡衣上的血痕，来证明新娘是"纯洁"的，并且婚姻已经被很好地"完成"了。

这些文化传统给人的压力非常之大，以至于某些女性被迫求助于外科手术，人为缩紧自己的处女膜，才能把自己嫁出去，避免酿出"丑闻"。

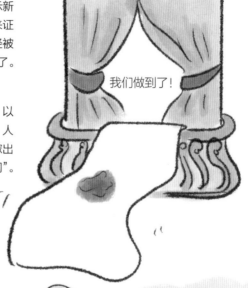

我们做到了！

但我必须要说一句，无论是处女膜"完好无损"但性生活丰富，还是从未有过性经验但是在初次进行性生活时既不会流血也没有感到疼痛，这两种情况实际上都是正常的。

另外，法国国家医学科学院也明确说过："进入青春期后，处女膜可能足够柔软、有弹性，以至于在进行性生活时也不会有明显损伤。"

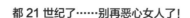

都 21 世纪了……别再恶心女人了！

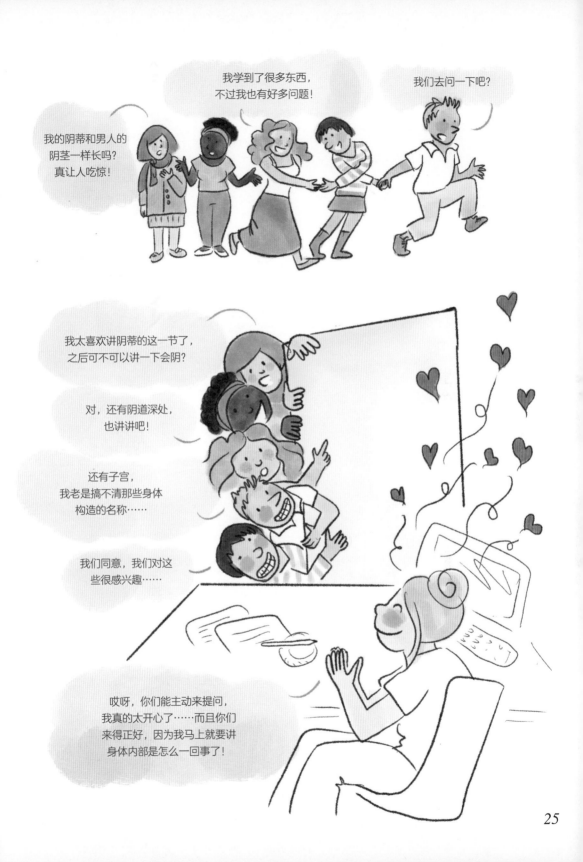

会阴

一般来说，在怀孕之前，我们很少听到"会阴"这个词。不过，它是我们身体中非常重要的一个部分。从小时候开始学习讲卫生、到分娩的年纪、再到迟暮之年，会阴一直都发挥着它独特的作用。

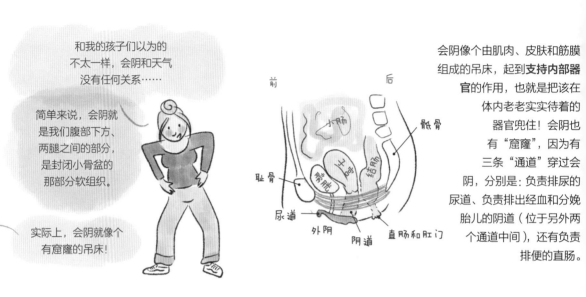

和我的孩子们以为的不太一样，会阴和天气没有任何关系……

简单来说，会阴就是我们腹部下方、两腿之间的部分，是封闭小骨盆的那部分软组织。

实际上，会阴就像个有窟窿的吊床！

前　　　后

骶骨

耻骨

小肠

膀胱

结肠

尿道

外阴

阴道

直肠和肛门

会阴像个由肌肉、皮肤和筋膜组成的吊床，起到**支持内部器官**的作用，也就是把该在体内老老实实待着的器官兜住！会阴也有"窟窿"，因为有三条"通道"穿过会阴，分别是：负责排尿的尿道、负责排出经血和分娩胎儿的阴道（位于另外两个通道中间），还有负责排便的直肠。

会阴由以下 3 部分相互叠压而组成。

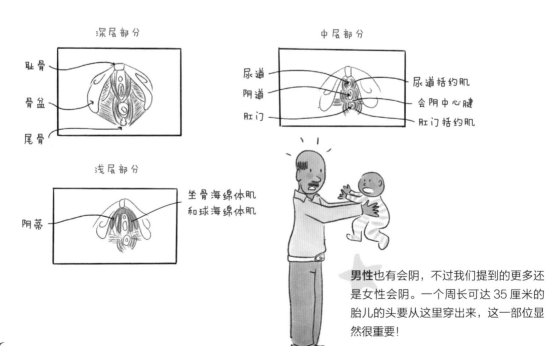

深层部分

耻骨

骨盆

尾骨

中层部分

尿道

阴道

肛门

尿道括约肌

会阴中心腱

肛门括约肌

浅层部分

阴蒂

坐骨海绵体肌和球海绵体肌

男性也有会阴，不过我们提到的更多还是女性会阴。一个周长可达 35 厘米的胎儿的头要从这里穿出来，这一部位显然很重要！

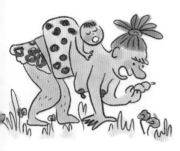

当人类还是用四只脚走路的时候，身体对会阴张力的要求并不高，这个"有窟窿的吊床"不会给人类带来什么麻烦。

但是当人类用两只脚直立行走后，由于重力的影响，会阴就必须有强健有力的肌肉，来避免从"吊床上的窟窿"漏尿、漏便、漏屁，甚至把器官都漏出去！

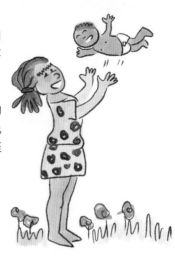

阴道是会阴"吊床"中最为薄弱的器官。由于受年龄增长和分娩的影响，组织会**逐渐松弛**，体内的器官可能在阴道中"鼓出"，甚至进一步脱出体外。这就是我们所说的"脱垂"。

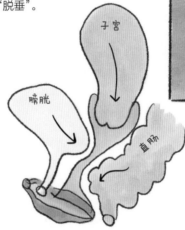

子宫

膀胱

直肠

子宫下落进入阴道的情况被称为"子宫疝"。

膀胱鼓出并进入阴道的情况被称为"膀胱膨出"。

直肠进入阴道的情况被称为"直肠膨出"。

从最早期没有任何症状、不易察觉的脱垂，到器官完全脱出体外，其间可能包含各种阶段。

不过，不要恐慌！这个可以治！

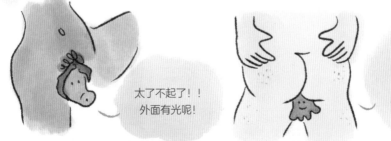

太了不起了！！外面有光呢！

我直肠也可以从肛门脱出，这种情况叫"直肠脱垂"！

神秘的阴道

啊，神秘的阴道！引发无数幻想和好奇心的源泉……实际上，阴道也就是一个起通道作用的"口袋"，可别小题大做了！

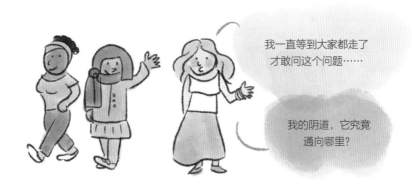

我一直等到大家都走了才敢问这个问题……

我的阴道，它究竟通向哪里？

阴道是一种内壁布满黏膜（黏膜是覆盖身体各个腔体的一种组织，比如说口腔里就有口腔黏膜）的圆柱体。阴道的深处是子宫颈。

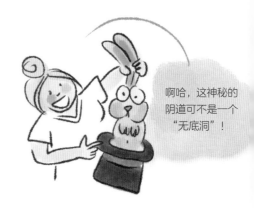

啊哈，这神秘的阴道可不是一个"无底洞"！

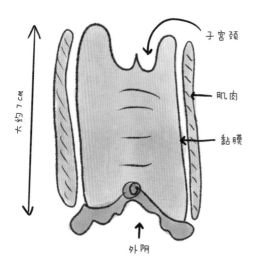

大约 7 cm

子宫颈

肌肉

黏膜

外阴

在平静状态下，阴道大约有 7 厘米长。它具有不可思议的弹性，可以在性交过程中放松、变长，更不用说在分娩过程中了。

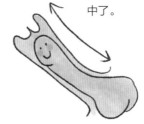

我们可以主动收缩阴道的肌肉，或者更准确地说，是收缩阴道附近的会阴肌。

让我们聊聊：
性交恐惧症

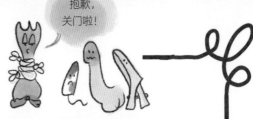

抱歉，关门啦！

"性交恐惧症"也被称为"阴道痉挛"，是一种子宫周围的盆底肌不自主的收缩反射。它会使插入变得令女性十分痛苦或无法进行，无论是手指、物体（如卫生棉条、扩阴器等）还是阴茎都难以进入阴道。

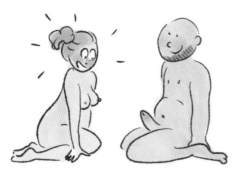

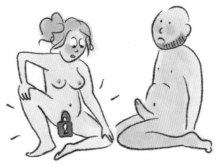

最初几次尝试插入失败被称为"原发性阴道痉挛"，它往往和强烈的恐惧、痛楚，以及对自身器官的不了解相关。

如果阴道痉挛是在一次痛苦的性经历或者被性侵之后才出现的，那么我们就将其称为"继发性阴道痉挛"。

好消息： 阴道痉挛并非不可逆转。尝试着感知自己的身体、了解自己的身体，将自己的焦虑表达出来，或寻求妇科医生的指导，都有助于缓解阴道痉挛。你也可以在家里按着自己的节奏尝试使用阴道扩张工具。这是一系列大小不同的圆柱体形状的工具，你可借助它逐步适应插入。

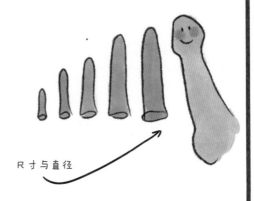

尺寸与直径

大约有 1% 的女性受到阴道痉挛的困扰。你如果有此类困扰，不要独自忍受。你可以把相关情况告诉医生，让医生先检查一下是否有器质性原因（感染、畸形等），然后再帮你寻找合适的应对方法。

内生殖器

现在我要带你对身体进行进一步的探索，让我们一起来了解身体内部的器官：
子宫、输卵管、卵巢……很快我们就能解开关于它们的谜团。

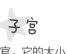

子宫是一个非常美妙的器官。它的大小
会随着生命阶段的不同而变化，在青春
期和更年期时相对较小，在生育期相对
较大，在怀孕时更是大得惊人！

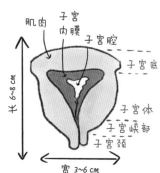

肌肉　子宫内膜　子宫腔

子宫底

子宫体

子宫峡部

子宫颈

长 6~8 cm

宽 3~6 cm

输卵管

每个女性的体内都有两条输卵管，每条输卵管都
是一端连接着子宫，另一端连接着卵巢。

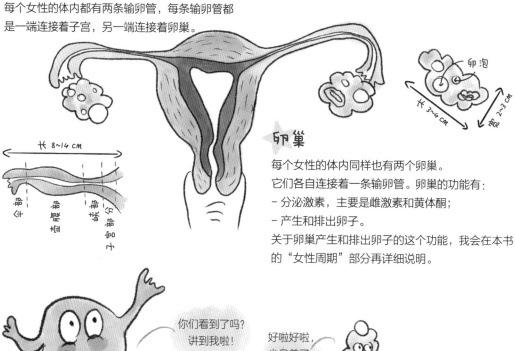

长 8~14 cm

壶腹部

峡部

子宫部

卵巢

每个女性的体内同样也有两个卵巢。
它们各自连接着一条输卵管。卵巢的功能有：
- 分泌激素，主要是雌激素和黄体酮；
- 产生和排出卵子。
关于卵巢产生和排出卵子的这个功能，我会在本书
的"女性周期"部分再详细说明。

卵泡

长 3~4 cm

宽 2~3 cm

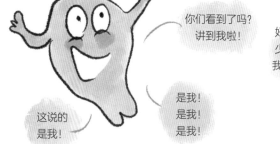

你们看到了吗?
讲到我啦!

是我!
是我!
是我!

这说的
是我!

好啦好啦，
少臭美了，
我们赶快开
始吧!

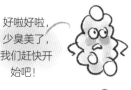

它可算在
这本书里找到点
儿存在感了……

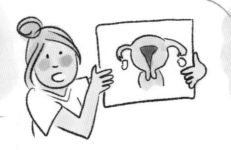

我们讲解生殖器官，一般用的是正面图。

但是为了能够清楚地理解器官之间的关系，用侧视图更好！

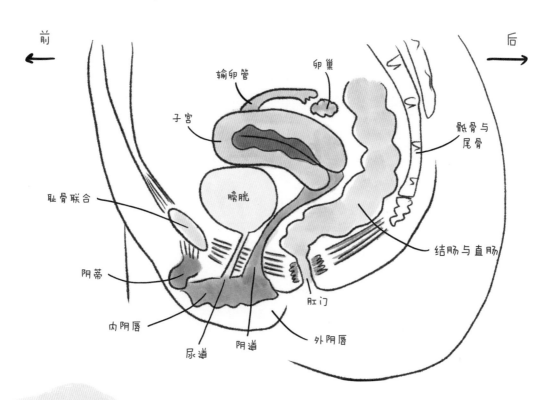

前

后

输卵管

卵巢

子宫

骶骨与尾骨

耻骨联合

膀胱

阴蒂

结肠与直肠

内阴唇

肛门

尿道

阴道

外阴唇

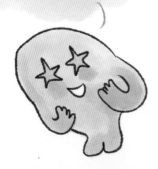

哎哟哟！你们看到了吗，我真是太美丽了！我完全是这本书中闪闪发光的明星！

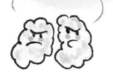

喊，少嘚瑟了。如果没有我们，你一点儿用也没有。

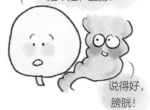

嘿，别忘了我们这些邻居呀，你说是不是，直肠？

说得好，膀胱！

31

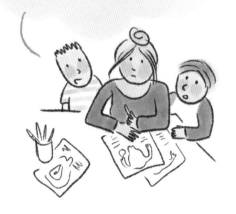

妈妈，这些东西都是
干什么用的呀?
什么"输软管"，还有所有这一大堆?

首先，**输卵管**是精子移动的通道。

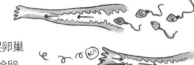

其次，它用于捕捉卵巢
排出的卵子，即拾卵。

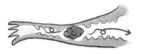

受精后的卵子也要在输卵管中移动，
最后到达子宫腔。

子宫是一个完全被肌肉包裹的器官，
它的工作原理类似气球。

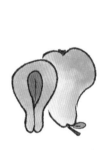
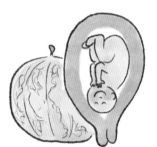
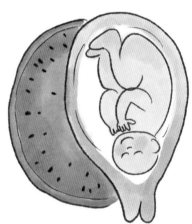

一般情况下，子宫都是小小的，相当于一个梨子那么大。但在怀孕
期间，子宫会随着胎儿的长大不断膨胀，直到像西瓜那么大。

等到胎儿娩出之后，
子宫又会恢复原来的
大小。

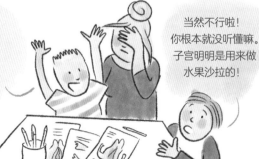

这也太酷了!
如果子宫像个气球，
你可以从医院带几个
回来给我们玩水球
大战吗?

当然不行啦!
你根本就没听懂嘛。
子宫明明是用来做
水果沙拉的!

我们的内生殖器
是怎么形成的？

为了理解内生殖器的形成过程，我们需要学习一点儿胚胎学的内容，
也就是和胚胎发育相关的知识。

我们身体中的每个细胞都包含 22 对常染色体和
1 对性染色体。这 23 对染色体构成的染色体组
型携带着我们全部的遗传信息。

无论性染色体是女性的 XX 还是男性的 XY，在最开
始，所有的胚胎都有：**未分化性腺**（未来的睾丸
和卵巢）和**两对管道**（中肾管和米勒管）。

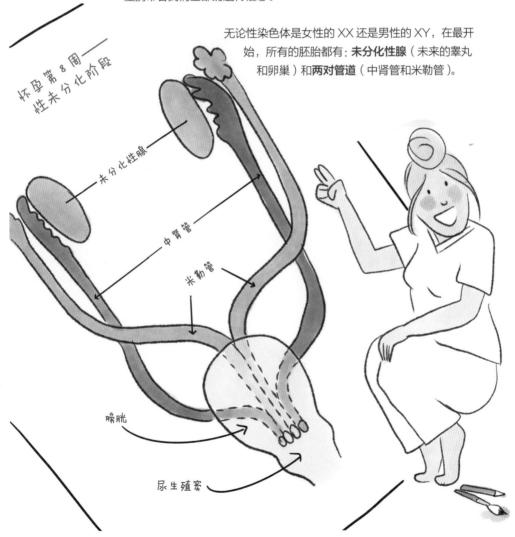

怀孕第 8 周——
性未分化阶段

未分化性腺

中肾管

米勒管

膀胱

尿生殖窦

如果要"获得"男性的内生殖器，我们需要：

★ 一对未分化的生殖器官；
★ 一对携带着 *SRY* 基因的 **XY 染色体组**；
★ 激素：睾酮与抗米勒管激素（**AMH**）。

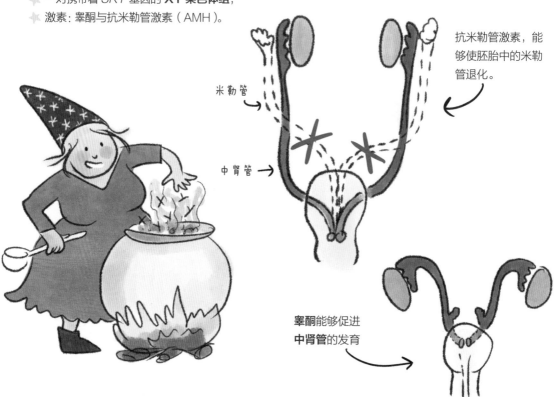

米勒管

中肾管

抗米勒管激素，能够使胚胎中的米勒管退化。

睾酮能够促进**中肾管**的发育

SRY 基因位于 Y 染色体上，能使未分化性腺分化为睾丸。

一切准备就绪之后，给子宫九个月的时间，让胚胎慢慢发育……

大功告成！

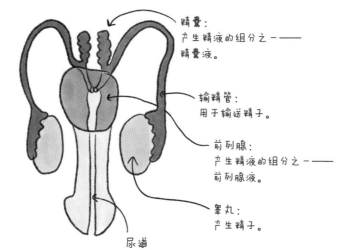

精囊：
产生精液的组分之一——
精囊液。

输精管：
用于输送精子。

前列腺：
产生精液的组分之一——
前列腺液。

睾丸：
产生精子。

尿道

如果要"获得"女性的内生殖器：

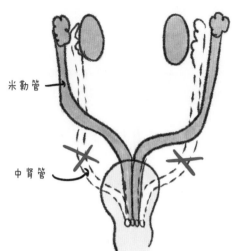

米勒管

中肾管

只需要拥有一对
XX 性染色体，
不分泌睾酮和抗米勒管
激素就行。女孩的
力量会自然而
然地占上风！

中肾管会自然退化，
米勒管则会自然发育。

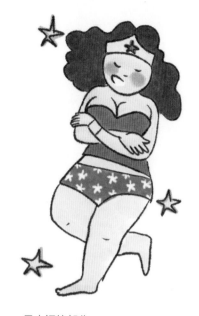

两根米勒管在发育的过程中，
会彼此**连接**。

彼此**融合**。

最中间的部分
会被**吸收**。

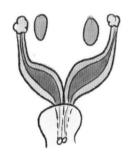

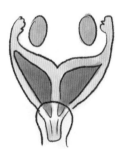

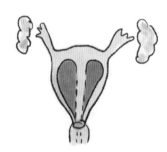

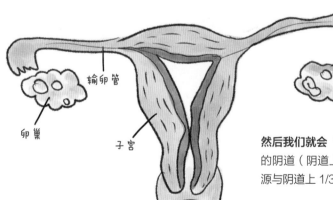

输卵管

卵巢

子宫

阴道上 1/3 段

然后我们就会"得到"：卵巢、输卵管、子宫以及 1/3
的阴道（阴道上 1/3 段）。阴道下 2/3 段的胚胎学起
源与阴道上 1/3 段的不相同。

子宫畸形

一般情况下，事情会按前几页所说的那样发展；然而，内生殖器的发育可能在任何一个环节被卡住，然后导致各种各样的畸形。

有 3%~4% 的女性会出现子宫畸形。不过，这一概率很难准确估算，因为大多数子宫畸形都是无症状的。有症状的子宫畸形可能导致妇科问题、流产或高危妊娠，这些情况必须要多个科室联合处理，往往还需要做手术。

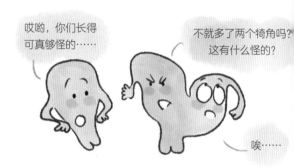

★ 发育异常

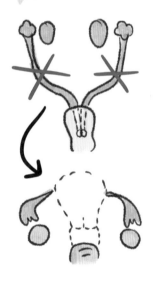

如果两根米勒管都没有成功发育，就会导致子宫和阴道上部缺失，该症状被称为先天性子宫阴道缺如综合征，又称：

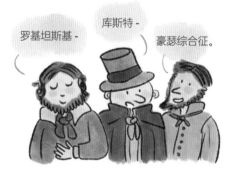

罗基坦斯基 - 库斯特 - 豪瑟综合征。

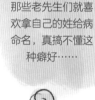
那些老先生们就喜欢拿自己的姓给病命名，真搞不懂这种癖好……

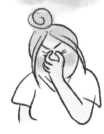

两根米勒管如果有一根没有发育出来或发育不全，就会出现**单角子宫**。

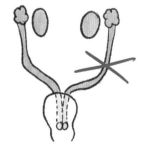

或者

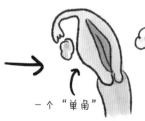

一个"单角"

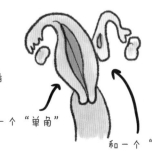

一个"单角"

和一个"残角"

融合异常

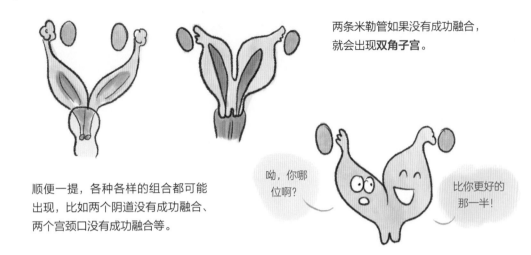

两条米勒管如果没有成功融合，就会出现**双角子宫**。

顺便一提，各种各样的组合都可能出现，比如两个阴道没有成功融合、两个宫颈口没有成功融合等。

呦，你哪位啊？

比你更好的那一半！

吸收异常

在两条米勒管融合为子宫之后，中间的隔膜需要被吸收掉，这样才能保证子宫腔正常工作。

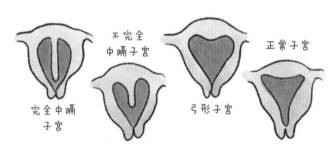

完全中隔子宫

不完全中隔子宫

弓形子宫

正常子宫

如果吸收不完全，子宫内就会或多或少地遗留一部分隔膜。按照遗留的隔膜的量，子宫可以分为：完全中隔子宫、不完全中隔子宫、弓形子宫。弓形子宫的隔膜基本已经被吸收了。

等等，你们怎么把活干成这样了？我不是说过要把隔膜完全敲掉吗？

对不起，头儿……

至于单角子宫的起因，科学家们暂时还无法解释……

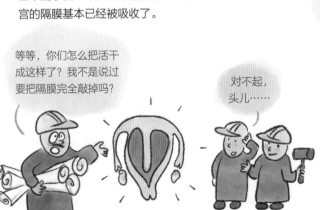

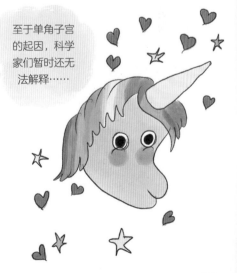

外生殖器变异

和子宫可能出现畸形一样，外生殖器也会出现解剖变异，
而后者的存在常常是隐晦的。

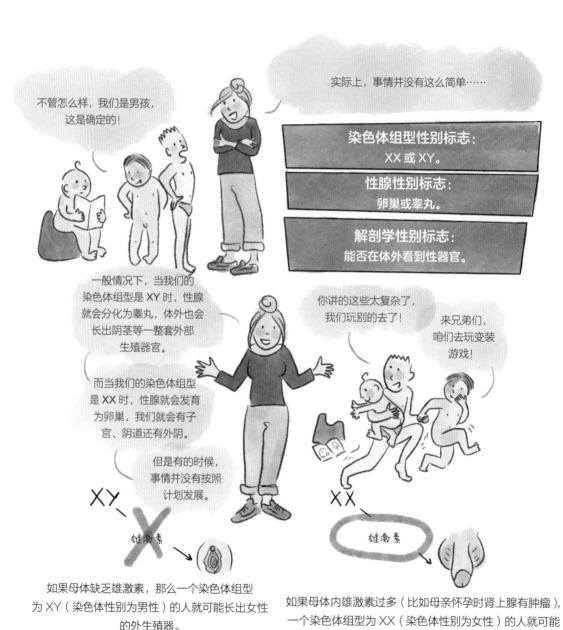

不管怎么样，我们是男孩，
这是确定的！

实际上，事情并没有这么简单……

染色体组型性别标志：
XX 或 XY。

性腺性别标志：
卵巢或睾丸。

解剖学性别标志：
能否在体外看到性器官。

一般情况下，当我们的
染色体组型是 XY 时，性腺
就会分化为睾丸，体外也会
长出阴茎等一整套外部
生殖器官。

你讲的这些太复杂了，
我们玩别的去了！

来兄弟们，
咱们去玩变装
游戏！

而当我们的染色体组型
是 XX 时，性腺就会发育
为卵巢，我们就会有子
宫、阴道还有外阴。

但是有的时候，
事情并没有按照
计划发展。

XY

雄激素

XX

雄激素

如果母体缺乏雄激素，那么一个染色体组型
为 XY（染色体性别为男性）的人就可能长出女性
的外生殖器。

如果母体内雄激素过多（比如母亲怀孕时肾上腺有肿瘤），
一个染色体组型为 XX（染色体性别为女性）的人就可能
长出男性的外生殖器。

当然，除了这两种情况，还可能出现其他各种各样的情况。我们将
超越男女二元范畴的外部性别特征称为"双性"。

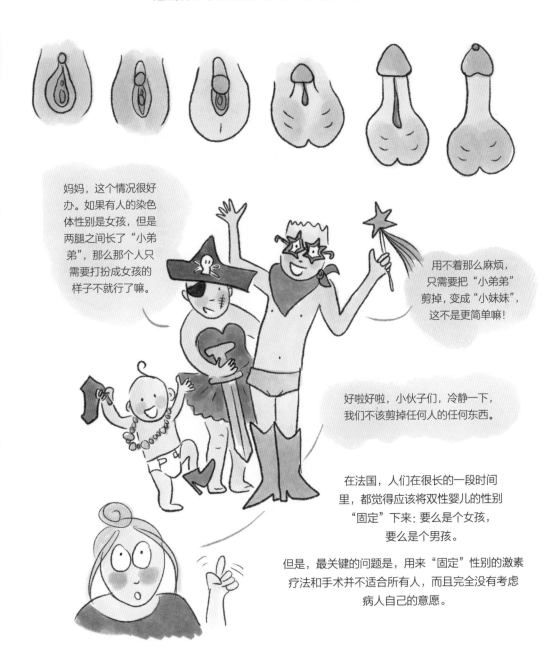

妈妈，这个情况很好办。如果有人的染色体性别是女孩，但是两腿之间长了"小弟弟"，那么那个人只需要打扮成女孩的样子不就行了嘛。

用不着那么麻烦，只需要把"小弟弟"剪掉，变成"小妹妹"，这不是更简单嘛！

好啦好啦，小伙子们，冷静一下，我们不该剪掉任何人的任何东西。

在法国，人们在很长的一段时间里，都觉得应该将双性婴儿的性别"固定"下来：要么是个女孩，要么是个男孩。

但是，最关键的问题是，用来"固定"性别的激素疗法和手术并不适合所有人，而且完全没有考虑病人自己的意愿。

现在已经有了一套多学科联合的动态化处理方法，会充分考虑病人的年龄、期望，以及个人意愿，这种处理方法是目前进行性别选择的规范操作。

让我们聊聊：
性、性别和性取向

我们已经知道了，染色体性别和解剖学性别未必一定相符。我们也了解了，解剖学性别分为男性、女性和双性。

从一出生开始，我们就被赋予了**一种性别**：最常见的是男性或者女性，但也会有双性的情况。

当一个人的性别认同与其在出生时被赋予的性别一致，这个人就是"顺性别者"。

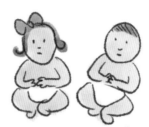

我吗？
我觉得我是女性。

当一个人不认同被赋予的性别时，这个人就是"跨性别者"。

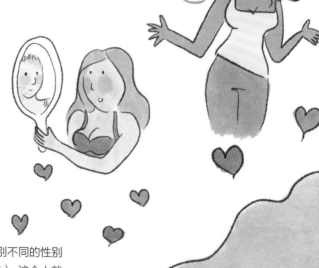

在逐渐长大的过程中，我们会发现我们不一定认同自己出生时被赋予的性别。**性别身份是一种感受。**

如果一个人感觉自己属于与自己生理性别不同的性别（比如男性感觉自己是女性，或者反过来），这个人就是"跨性别者"，但是性别认同和性取向毫无关系。

性取向指一个人在情感、性和亲密关系中被吸引的主要类别。

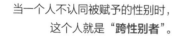
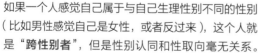

如果能够对一个人产生吸引力的对象是异性，那么我们就称其为"**异性恋者**"；反过来，如果能够吸引一个人的是同性，那么我们就称其为"**同性恋者**"。

我极致的女性魅力是超越性别的。

拒绝用性和性别定义性取向的群体被称作"**泛性恋者**"。

如果我们既会被男性也会被女性吸引，我们就是"**双性恋者**"。

变装与跨性别和跨身份没有关系。这只是一种在特定的、有限的时间之内改变对性别的固有表现方法的手段。

为什么我们一定要把这些词定义清楚呢？

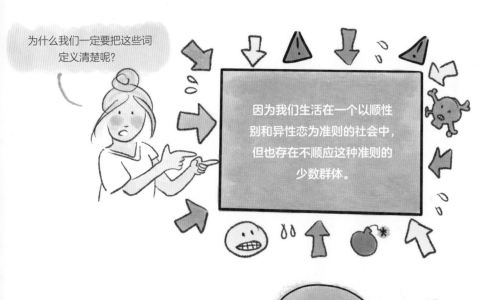

因为我们生活在一个以顺性别和异性恋为准则的社会中，但也存在不顺应这种准则的少数群体。

想知道该如何定义一个人，最好的办法就是询问这个人本人。

存在，
就是正确
定义自己。

人人有腺体

腺体的功能就是分泌一种物质并将其扩散到身体之中（如甲状腺的功能）或者运输到身体之外（如汗腺的功能）。但有些腺体，人们根本意识不到它们的存在……

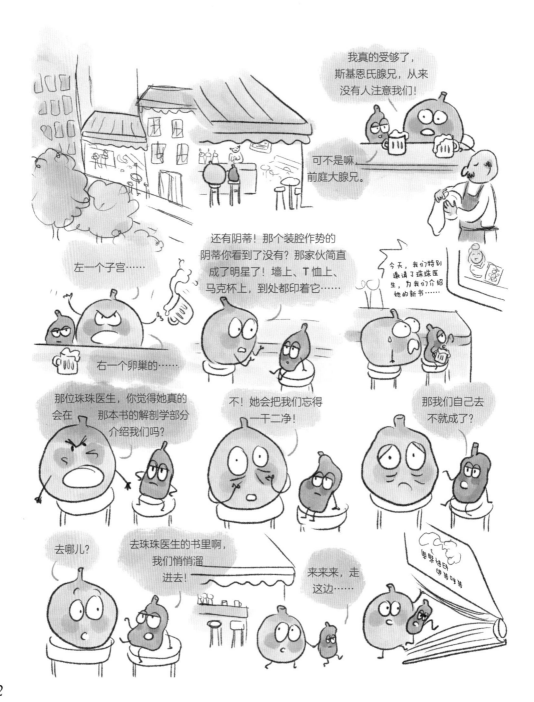

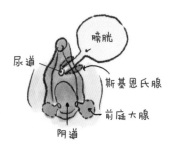

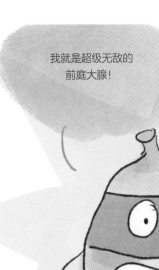我就是超级无敌的前庭大腺！

我就是斯基恩氏腺啦。

我们的任务是：润滑阴道！

我是成对出现的，一左一右，都位于阴道的入口处。

我嘛，我在尿道口的两侧。

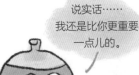说实话……我还是比你更重要一点儿的。

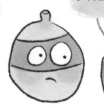才不是呢……

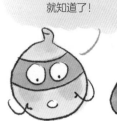当然是，看个头就知道了！

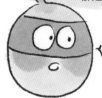说起这个……我可得提醒你，受到性刺激时阴道主要还是依靠阴道壁渗进来的液体进行润滑的，那是人家阴道静脉丛扩张的功劳……

如果你再这么自我吹嘘，我就回酒吧去，不陪你在这儿待着了。小心别"涨"得太大了，否则……

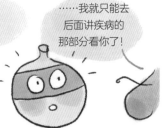……我就只能去后面讲疾病的那部分看你了！

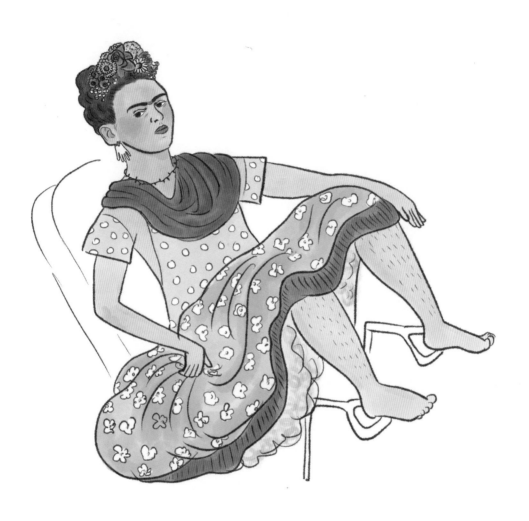

妇科就诊指南

妇科就诊指南

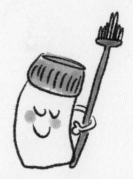

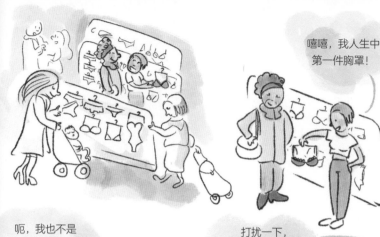

嘻嘻，我人生中第一件胸罩！

这是不是就代表着我要开始看妇科医生啦？

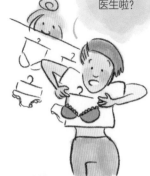

呃，我也不是很清楚……我猜应该是的吧？

打扰一下，我听到二位在聊妇科，对吗？

如果想保持妇科健康，你不仅可以看妇科医生，也可以寻求助产士或全科医生的帮助。

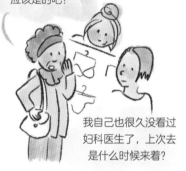

我自己也很久没看过妇科医生了，上次去是什么时候来着？

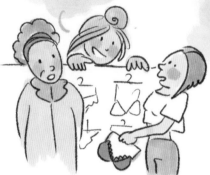

只要是接受过专业妇科训练的人士，都可以为你提供帮助。

当你选定了合适的医护人员之后，最理想的情况是每年进行一次妇科检查。

比如说，你可以在妇科做个涂片或者 HPV（human papilloma virus, 人乳头瘤病毒）筛查、检查一下乳房、向医生咨询一下与月经或性生活相关的问题等。这就是预防医学的目标：在问题暴露之前就将它筛查出来。

每次诊断的有效期大约为一年。因此你最好每隔一年左右，重新进行一次检查。

明白了，那么多大年纪开始做妇科检查比较适合呢？

如果你已经出现了一些症状（比如疼痛）、有特定的需求（比如避孕），或单纯地觉得是时候检查一下了，你都可以来找妇科医生（建议最晚25 岁开始看妇科医生）。

你一开始难免会把妇科检查想得很复杂。但是实际上，内检并非必需的流程，只有在你自己希望做或担心有妇科问题的时候医生才会给你做。

无论你找的是哪一位医生，就诊流程都大致相同。来，请进，我给你介绍一下！

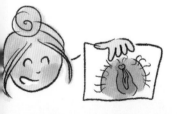

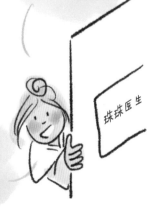

珠珠医生

一切从这里开始

在这张椅子上，你的困惑与伤痛同我们的知识和技术交汇；但同样，
你的期望与我们的局限也在这里相互碰撞。

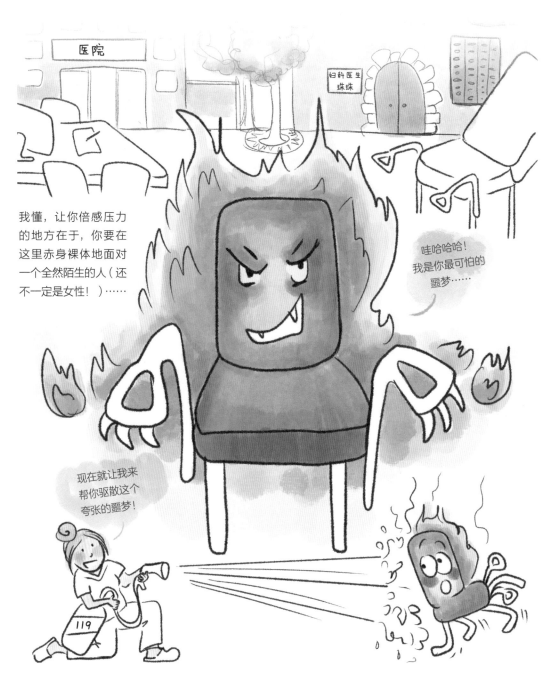

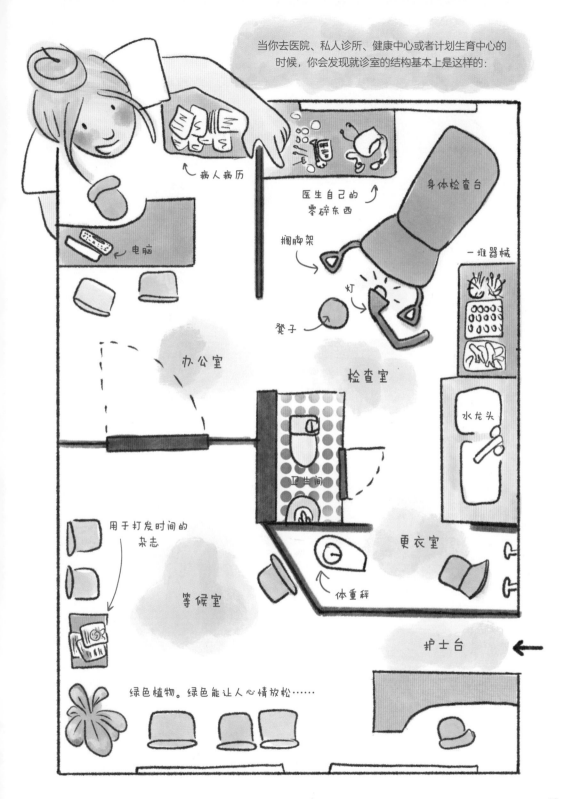

器材基本上也都是一样的。

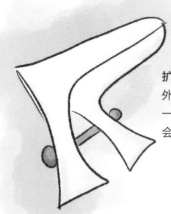

扩阴器几乎称得上是"妇产科的象征"。因其外形类似鸭嘴状，所以也被称为鸭嘴钳。这是一个可以帮助医生观察阴道内部的小仪器，一会儿我会更详细地介绍它。

从像刮痧板一样的**木质刮刀**，到像扫烟囱工具一样的**宫颈刷**，再到最传统的**棉签**，医生会使用各种各样的器材（在此就不一一提了）以在阴道中提取样本、检查阴道内是否有外来病菌（我还会在"拒绝妇科病"这部分以及"为什么要做宫颈脱落细胞涂片？"中细讲）。

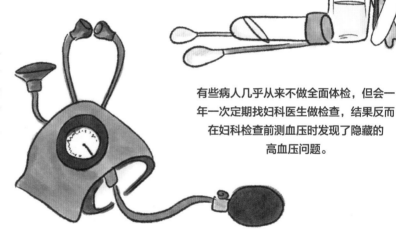

医生还需要用血压计来测量血压。对所有医生来说，这都是为病人进行临床检查之前最基础的一步。

有些病人几乎从来不做全面体检，但会一年一次定期找妇科医生做检查，结果反而在妇科检查前测血压时发现了隐藏的高血压问题。

妇科指套是一种只有两个手指的手套，在检查阴道内部时使用（我在第 56 页还会就此细讲）。

最后，所有遵守职业道德的医生每天会洗上大约 250 遍手，因此，一块好用的**香皂**和一瓶**免洗洗手液**也是少不了的！

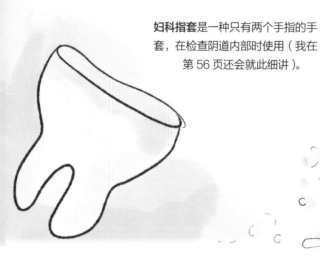

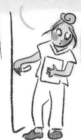

下一位病人！哎，怎么是……珠珠女士？

哈哈，没错是我，或者说是你……算了，是我们！

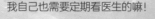

我自己也需要定期看医生的嘛！

嗯……好吧，那你先坐。

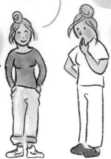

好呀，也许我也能帮上忙……

我刚刚正在介绍妇科就诊的流程呢。

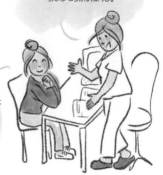

诊疗第一步：问诊

在问诊阶段，医生需要大致厘清病人的需求、健康状况、病人及其家族的病史、生活习惯等；如果病人有主诉症状，医生也需要在这个阶段询问清楚。

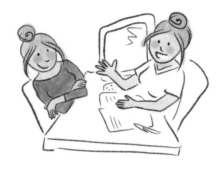

医生对例行问诊和紧急问诊的引导方式是不同的。

诊疗第二步：临床检查

妇科检查的部位主要集中在腹部、内外生殖器和胸部。医生首先会对腹部进行扣诊，再观察外阴，借助扩阴器观察阴道，最后再以阴道触诊结束整个内诊。

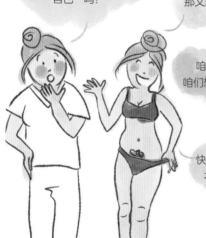

但是，由我来检查你好像怪怪的，这不是"我查我自己"吗？

那又怎么样！

咱们自己的书，咱们想干吗就干吗！

快点儿！我脱衣服了啊。

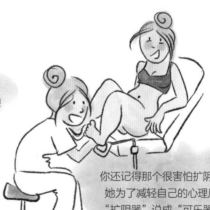

你还记得那个很害怕扩阴器的病人吗？她为了减轻自己的心理压力，非要把"扩阴器"说成"可乐器"。咱们当时拼命憋笑都快憋出内伤了！

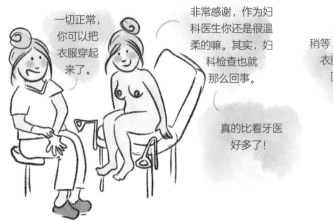

一切正常，你可以把衣服穿起来了。

非常感谢，作为妇科医生你还是很温柔的嘛。其实，妇科检查也就那么回事。

真的比看牙医好多了！

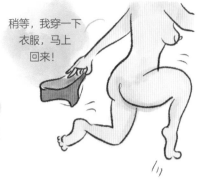

稍等，我穿一下衣服，马上回来！

诊疗第三步（也是我最喜欢的一步）：医生和病人的沟通

医生会利用检查的结果**还原病情**，向病人解释检查结果并提供信息。

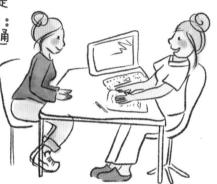

医生可能建议病人做进一步检查、给出建议或治疗方法。

在紧急问诊的情况下，医生会主要集中于分析病情、下诊断并尽力解决问题。

而在例行问诊中，医生主要提供一些预防的信息，讨论一些与日常生活或性生活相关的生理卫生问题。

好，我该付多少钱？没有别的意思哈，但我还没给孩子付托儿所的学费呢……

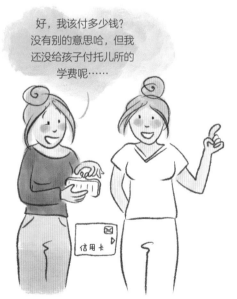

信用卡

让我们聊聊：去妇科就诊该穿什么衣服？

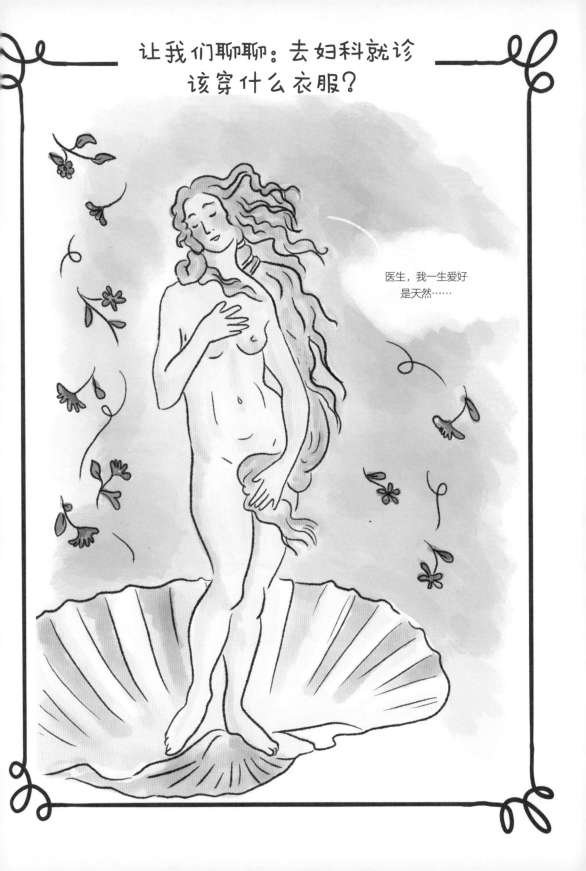

医生，我一生爱好是天然……

妇科医生很可能请你把衣服脱掉。因此，
为了避免以下这种尴尬情况……

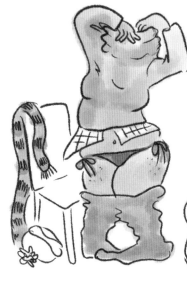

套头毛衣太紧了，
把我卡住了……

不要穿太多层紧身的衣服……

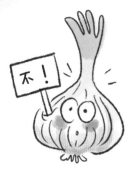

这里还有个窍门给那些特别害羞的姑娘们：
你们可以穿一条弹力足够好的短裙。

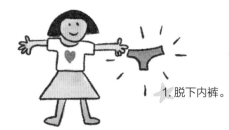

1. 脱下内裤。

2. 拉高裙子，
以进行腹部
的扪诊。

3. 把裙子拉下来，进行内诊。

4. 进行乳房检查的时候就
不用脱裙子啦！

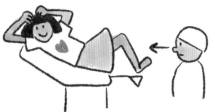

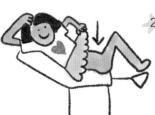

这样你们就不用担心全裸了
（穿包裹式的长裙也可以）！

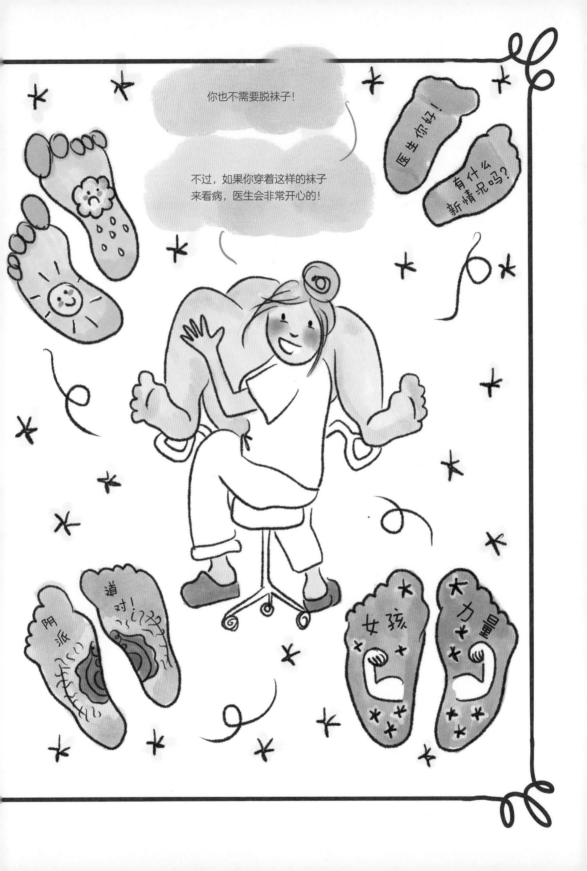

阴道触诊

这是常规的检查步骤，但是有些病人可能觉得很难忍受。下面我给大家介绍一下阴道触诊是怎么操作的，以及为什么要做阴道触诊。

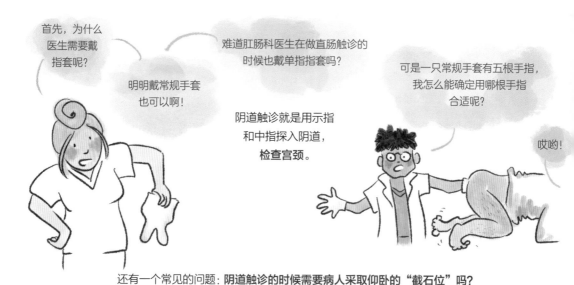

首先，为什么医生需要戴指套呢？

明明戴常规手套也可以啊！

难道肛肠科医生在做直肠触诊的时候也戴单指指套吗？

阴道触诊就是用示指和中指探入阴道，**检查宫颈**。

可是一只常规手套有五根手指，我怎么能确定用哪根手指合适呢？

哎哟！

还有一个常见的问题：**阴道触诊的时候需要病人采取仰卧的"截石位"吗？**

答案是：**不一定，看情况！**

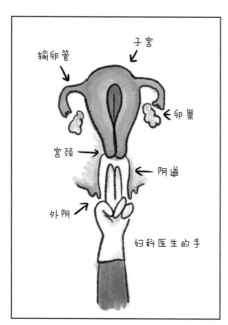

输卵管

子宫

卵巢

宫颈

阴道

外阴

妇科医生的手

截石位
=
仰卧
+
脚放在搁脚架上

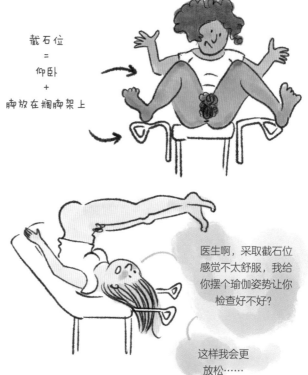

医生啊，采取截石位感觉不太舒服，我给你摆个瑜伽姿势让你检查好不好？

这样我会更放松……

在怀孕和分娩的时候，医生主要检查的就是宫颈。

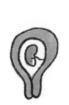  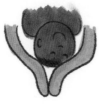 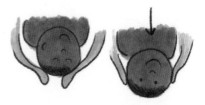

在怀孕时，宫颈较长而且闭合。

在分娩时，宫颈会张开、缩短、软化，直到能够让胎儿通过。

面对病人不同的体位，医生指检的感受是不太一样的。
但是在怀孕和分娩时，医生基本顾不上孕妇 / 产妇采取什么体位，
只要能把手顺利伸进去检查就行了！

轻轻松松！

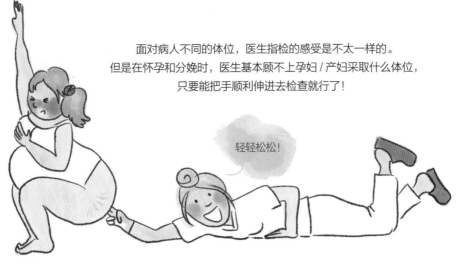

但是在怀孕以外的时期，医生就需要将另一只手放在病人的肚子上来配合指检，以定位和靠近相应的器官。

"放在腹部的手"是非常关键的，因为两只手的配合可以更好地帮助医生感受子宫的大小和轮廓是否正常、卵巢是否有一侧偏大、是否有囊肿等。

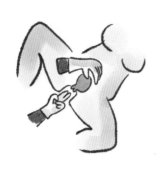 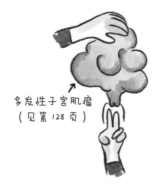 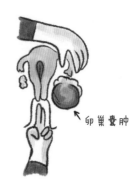

多发性子宫肌瘤
（见第128页）

卵巢囊肿

这也就是为什么病人需要采取截石位。

"神圣"的扩阴器！

在做妇科检查时，用手指尖感受宫颈状态很方便。但是，如果能用眼睛看，那就更好了！后者起码能够起补充作用。好吧，其实用眼睛看主要也就是起补充作用……

这幅鸭子的抽象画，真是太发人深省了！

的确如此！它利用鸡形目野生鸟类图案，有力地凸显了气候变暖的悲剧性后果！

不不不，完全不是这回事……这就是一个用来看女性阴道的小工具……

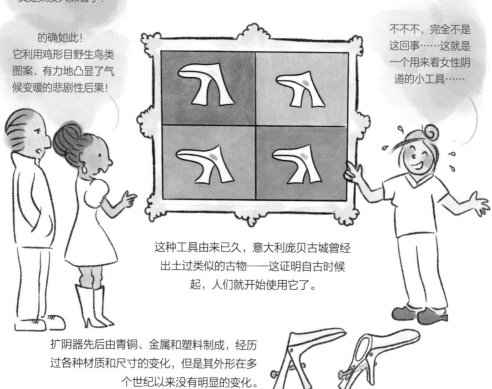

这种工具由来已久，意大利庞贝古城曾经出土过类似的古物——这证明自古时候起，人们就开始使用它了。

扩阴器先后由青铜、金属和塑料制成，经历过各种材质和尺寸的变化，但是其外形在多个世纪以来没有明显的变化。

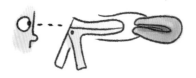

扩阴器呈圆弧流线型，方便探入阴道。它的尺寸是按照平均阴道长度设计的，探入阴道后，它的头部能够刚刚好到达宫颈的位置。

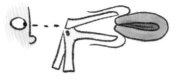

当张开扩阴器的时候，医生就能够看到宫颈以及阴道壁。

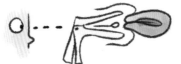

医生也可以在扩阴器中探入一些其他的器材，这样就可以提取一些组织样本用于涂片检查。

为什么要做宫颈脱落细胞涂片?

宫颈脱落细胞涂片即巴氏涂片,是一种提取宫颈处的细胞样本进行分析的检查。

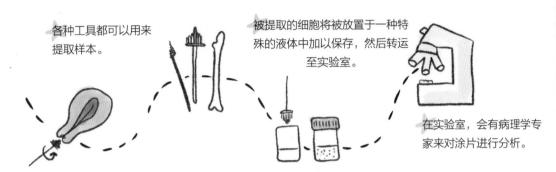

各种工具都可以用来提取样本。

被提取的细胞将被放置在一种特殊的液体中加以保存,然后转运至实验室。

在实验室,会有病理学专家来对涂片进行分析。

细胞的检查结果分为正常状态、癌变前期或已经癌变。这一涂片检查是宫颈癌筛查中最关键的检查。

引起宫颈癌的病毒属于 **HPV** 家族。

HPV 是个庞大的病毒家族,其中包含着**超过一百种不同的 HPV 病毒**。几乎每个人在一生中都会或多或少和它们打交道。

有一部分 HPV 病毒会引发癌症,它们就是"**高危型 HPV 病毒**"。

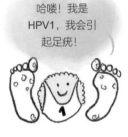

哈喽! 我是 HPV1,我会引起足疣!

我们嘛,我们会引起尖锐湿疣啦!

我们很坏!

非常 非常 坏!

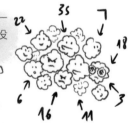

大家再挨得近一点儿! 有几位没入镜哈!

目前人们已知的会引起肿瘤的高危型 HPV 病毒有十余种。这些病毒可以通过性行为传播,口腔和肛门都是好发部位,不过最容易被感染的部位还是宫颈。

HPV 病毒的分布非常广泛,50%~70% 的女性在性生活中会感染 HPV 病毒——即使没有插入阴茎,宫颈也会有感染风险,因为 HPV 病毒同样也可以通过手部接触传播。

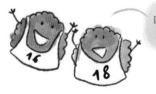

哟吼! 捣蛋鬼要出动咯!

嗯? 刚刚是有人叫我吗?

没人叫你……

我们说的是通过手部传播,不是说通过曼努*你来传播!

*法语中"手"一词的词根 manu- 和男性名曼努
(Manu,Emmanuel 的爱称)发音相同。——译者注

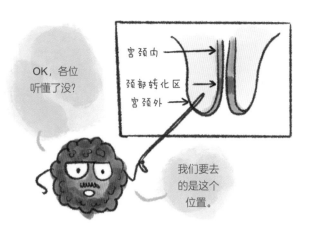

最常见的引发宫颈癌的高危型 HPV 病毒是 **HPV16 和 HPV18**。两种病毒感染的部位是宫颈外和宫颈内两种不同的上皮细胞相互交汇的区域。这个区域被称为"颈部转化区"。

好的宫颈涂片应该同时包含宫颈外和宫颈内的细胞，以保证医生检查到了病变风险最高的区域。

我们之所以做疾病筛查，就是为了在癌变前期或者癌变早期就发现病变，以尽早干预和治疗。

另一种做宫颈癌筛查的方法，是利用宫颈提取物（和涂片一样）**直接进行 HPV 检测**。

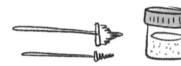

法国的 HPV 筛查流程：

★ 25 岁时进行第一次涂片检查。

★ 一年之后再进行一次涂片检查。

★ 之后每 3 年进行一次涂片检查，直至 30 岁。

★ 30~65 岁之间每 5 年进行一次 HPV 检测。

不要紧张，人的身体有非常强大的 HPV 识别能力，在绝大多数情况下都能够自己将病毒清除。

医生发现，过早进行涂片检查往往是不必要的，年轻女性的宫颈有能力自行清除 HPV 病毒。这也是近年来在法国首次涂片检查的建议年龄有所推迟的原因。

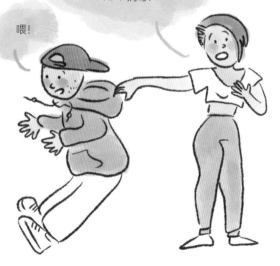

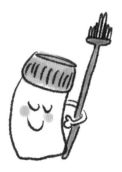

2019 年权威卫生机构修正了相关意见，把 HPV 筛查放在了疾病筛查清单的首位。此前，医生通常建议 25~65 岁之间的女性每 3 年进行一次涂片检查。

HPV 疫苗

全世界每年有 25 万女性死于宫颈癌，其中法国每年就有 1000 人死于这种疾病。

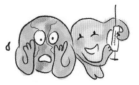

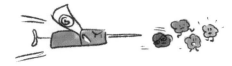

二价疫苗可以预防由 HPV16 和 HPV18 两种毒株引起的宫颈癌。

四价疫苗不仅可以对抗 HPV16 和 HPV18，还可以预防由 HPV6 和 HPV11 引起的尖锐湿疣。

但是好消息是：有预防宫颈癌的疫苗！

九价疫苗还能够进一步保护接种者免受 HPV31、HPV33、HPV45、HPV52 和 HPV58 的感染。

那我就放心了，因为我已经打过疫苗了。

这句话也对，也不对。

接种疫苗可以大幅降低患癌风险，但它提供的保护也不是绝对的。

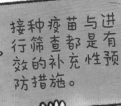

接种疫苗与进行筛查都是有效的补充性预防措施。

因此还是需要长期坚持进行妇科检查。

对对对，可这跟我有什么关系，我又没有宫颈！

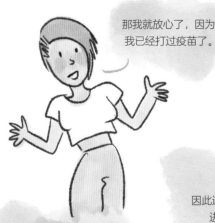

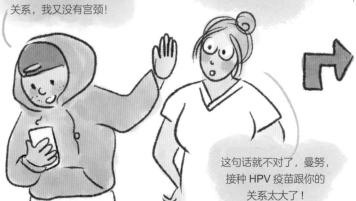

如果所有的年轻人，无论男女，都接种了 HPV 疫苗，我们可以预想在未来的几十年内完全消灭某些 HPV 毒株，并极大幅度降低女性患宫颈癌的概率。

这句话就不对了，曼努，接种 HPV 疫苗跟你的关系太大了！

高危型 HPV 病毒会诱发某些耳鼻喉癌症（通过口交传播）和某些肛门癌症（通过肛交传播）。

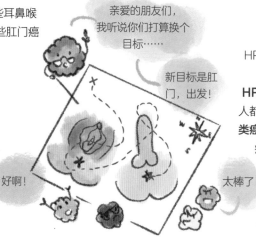

亲爱的朋友们，我听说你们打算换个目标……

新目标是肛门，出发！

好啊！

太棒了！

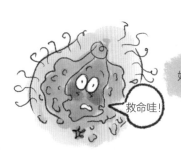

救命哇！

HPV 引起的肛门癌多发于与男性有过性行为的男性身上。**全民接种HPV 疫苗**（也就是无论性别，所有人都接种疫苗）同样可以**帮助预防**此类癌症。因此，对所有人来说，接种疫苗绝对是一个利大于弊的选择。

至于**尖锐湿疣**，这种让人十分难受的疾病实际上并不罕见（在法国，每年大约就有10 万病人确诊尖锐湿疣）。

抱歉珠珠医生，我打断一下。网上这个人说 HPV 疫苗会引起自身免疫性疾病呢。

好，我们在这里一次性说清楚：截至目前，全世界还没有任何一个国家的任何一项科学研究能够证明，HPV 疫苗和自身免疫性疾病之间存在任何联系。

目前在法国，接种 HPV 疫苗的建议如下：
－女孩子尽量在 10~14 岁之间接种，并在 15~19 岁之间进行一次补种；
－有性行为史的男孩子在 26 岁之前都可以接种。
不过，我们最推荐的还是全民接种。

我再强调几个推荐全民接种的理由：

✖ 全民接种 HPV 疫苗能够降低暂时不确定自己性取向的男性患耳鼻喉或肛门癌症的概率。

✖ 全民接种可以避免与疫苗相关的内容被污名化。

最后，全民接种可以使男性和女性分担同样的防癌责任，而非把这一责任全部压在某一性别群体身上。

哟，他打过疫苗！他是"弯"的！

把我的病历还给我！

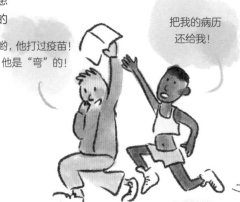

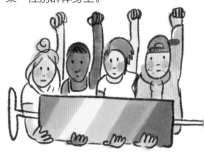

实际上，全民接种 HPV 疫苗也是一场支持两性平等的运动。

让我们聊聊：
去妇科就诊需要脱毛吗？

每一天，当我请病人脱下内裤做个涂片的时候，
我都会听到这样的话：

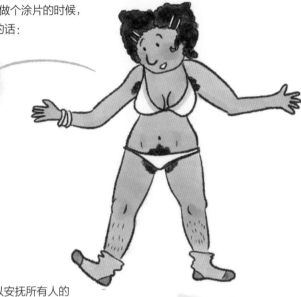

> 哎呀医生，真对不起，
> 我有点儿不好意思……

> 我没脱毛。

不过，我找到了一个可以安抚所有人的
无懈可击的回答！

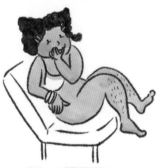

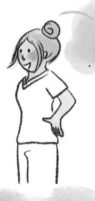

> 这有什么，
> 我也没脱毛！！

真的，我可以发誓，没有医生会在意病人是否脱毛。

体毛是天生的，既不会影响检查，也不会让医生觉得不礼貌……
你如果坚持一定要脱毛，那就脱，不过这只取决于你自己愿不愿意，
其他人无权干涉。

乳房检查

对外阴和子宫，我们已经聊得不少了，现在让我们把目光上移，来到乳房部位！无论你的年龄，乳房的形状、大小如何，乳房都值得你密切关注！

乳房检查属于妇科检查的一个部分，目的是为了检查乳房是否存在肿瘤，简单说就是检查是否存在某种形式的肿块。

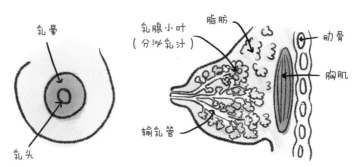

乳晕

乳头

乳腺小叶（分泌乳汁）

脂肪

肋骨

胸肌

输乳管

小叶 + 输乳管 = 乳腺

乳房肿瘤可能是良性肿瘤，如**乳腺囊肿**（液体包块）或**乳腺纤维腺瘤**（轻微的组织增生引起的肿块）。

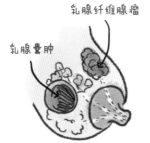

乳腺纤维腺瘤

乳腺囊肿

不过，乳房肿瘤也可能是**乳腺癌**。大家应该都听说过这种疾病，它相对多发，而且年轻的女性也可能患病，导致公众对它非常恐惧。

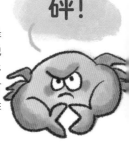

砰！

乳腺癌患病年龄的峰值位于50~60 岁之间。

开玩笑的吧？先是更年期，接下来又要对付乳腺癌？老天爷我可真是谢谢你啊……

在法国，大约每 8 位女性中就有 1 位罹患乳腺癌；每年新增确诊病例约 5 万例，约 1.1 万例死亡。

但是，如果乳腺癌能够在早期就被筛查出来并得到及时干预的话，患者的存活率接近 100%。

乳腺癌是一种多因素疾病，也就是说，很多种因素都可能诱发乳腺癌。

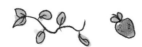

激素因素

乳腺癌有激素依赖性，即乳腺癌对激素水平尤其是雌激素水平非常敏感。怀孕和哺乳都能够起到抗乳腺癌的作用。

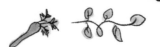

基因因素

有不到 10% 的乳腺癌病例与基因突变有关。最常见的突变是 *BRCA1* 基因突变和 *BRCA2* 基因突变两种。安吉丽娜·朱莉之所以切除双乳（专业术语是双侧乳房切除术），就是为了规避基因因素导致的乳腺癌风险。

环境因素

吃不健康的食物、饮酒、吸烟、生活在受污染的环境中、内分泌紊乱、生活不规律、缺乏运动、压力过大……这些都是影响患癌风险的外部因素。老生常谈的"生活作息规律"和"均衡膳食"真的是保持健康的最好方式！

乳房自我触诊指南

在不去医院的时候，你自己也可以定期进行检查。

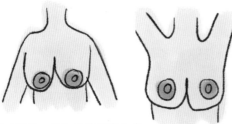

面对镜子，举起手臂观察乳房。

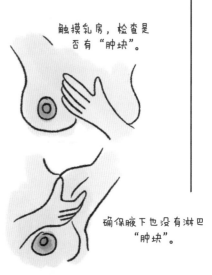

触摸乳房，检查是否有"肿块"。

确保腋下也没有淋巴"肿块"。

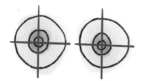

以乳头为中心将乳房分为四个"象限"分别检查，

或者以乳头为中心做螺旋式检查，但是一定要保证各个位置都被充分触摸。

核心思想在于，如果我们对自己的乳房足够熟悉，那么一旦出现了问题，我们就能以最快的速度察觉到。

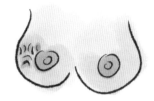

识别乳腺肿瘤的方式有许多种：
观察、触摸或进一步检查等。

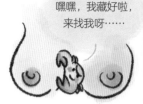

嘿嘿，我藏好啦，
来找我呀……

观察？就是直接
看吗？

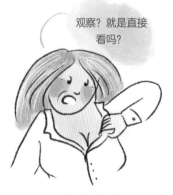

如果肿瘤的位置距离皮肤较近，那么它可能牵拉皮肤，这种情况也就是"伸缩性肿瘤"。当乳房晃动的时候，肿瘤处会凹陷。你如果出现了"橘皮样"病变，也需要特别警惕。

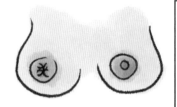

如果肿瘤的位置距离乳头较近，它也会牵拉乳头，造成乳头内陷。

注意：有些女性的乳头原本就是内陷的，这并不代表她们患癌了。脐状乳头完全可能是天生的。

当我们触摸乳房的时候，我们可以感觉到两种东西：脂肪和腺体。

每对乳房都有着自己独特的脂肪与腺体比例，而且这一比例也会随着时间的变化而变化（年龄越大脂肪占比越大）。

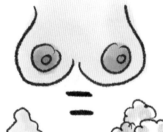

脂肪　　　　　腺体

如果你发觉有一块地方比别的地方硬，或出现了一个之前没有的肿块（宽泛地说，只要你发现乳房出现了变化），那么你最好做一下相关的检查，如超声波检查和 / 或乳房 X 线造影。

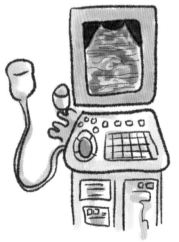

超声波检查就是利用超声波观察乳房。乳房 X 线造影在某种意义上是在"挤压乳房"的同时利用 X 线对其成像。

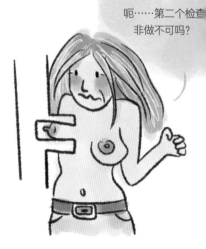

呃……第二个检查非做不可吗？

66

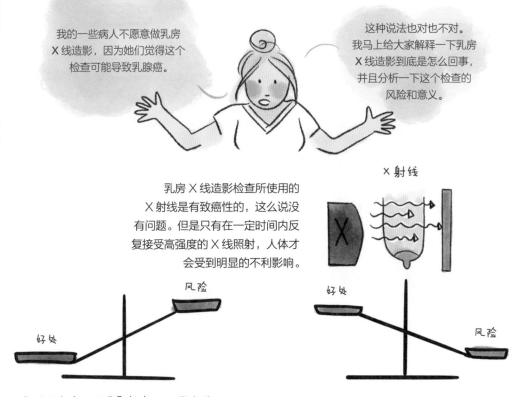

我的一些病人不愿意做乳房 X 线造影，因为她们觉得这个检查可能导致乳腺癌。

这种说法也对也不对。我马上给大家解释一下乳房 X 线造影到底是怎么回事，并且分析一下这个检查的风险和意义。

乳房 X 线造影检查所使用的 X 射线是有致癌性的，这么说没有问题。但是只有在一定时间内反复接受高强度的 X 线照射，人体才会受到明显的不利影响。

X 射线

好处　风险

风险　好处

定期进行乳房 X 线造影检查的 20 岁女性

定期进行乳房 X 线造影检查的 60 岁女性

现在检查使用的 X 线强度都非常低，而且医生在决定是否让病人做某项检查之前都会权衡利弊。只有在做检查的好处大于病人需要承担的风险时，医生才会让病人做这项检查。对预防乳腺癌来说，定期进行乳房 X 线造影可以在肿瘤早期便将它筛查出来，病人也可以及时进行对应的治疗。与好处相比，所谓的 X 射线会引发肿瘤的风险显然是微不足道的。

利用乳房 X 线进行癌症筛查只有在我们进入癌症的高风险年龄段（即 50 岁左右）之后才相对有意义。简而言之，如果我们从 20 岁开始每年都做乳房 X 线检查的话，我们的确会无谓地增加检查者患乳腺癌风险。但如果在癌症风险高的年龄段开始规律筛查的话，这种筛查能够拯救无数的生命。

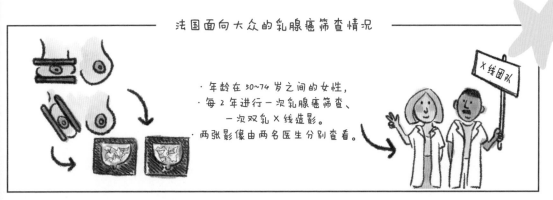

法国面向大众的乳腺癌筛查情况

· 年龄在 50~74 岁之间的女性，
· 每 2 年进行一次乳腺癌筛查、一次双乳 X 线造影。
· 两张影像由两名医生分别查看。

X 线团队

我 ♥ 我的

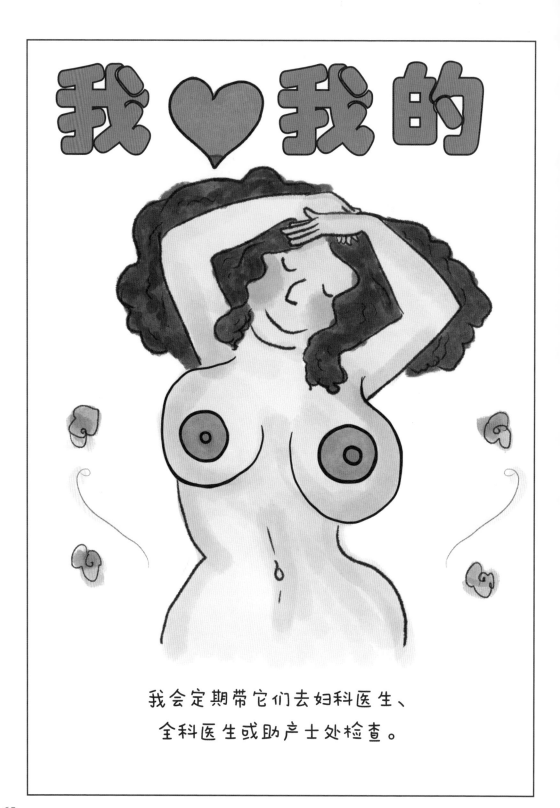

我会定期带它们去妇科医生、
全科医生或助产士处检查。

扔掉你的秤

肥胖歧视，即一系列歧视和丑化超重或肥胖人群的含有敌意的态度或行为。
我们应当抵制肥胖歧视。不过，相关的努力才刚刚开始。但是我们需要了解的是，
医生可没有办法"扔掉他们的秤"……

面对一位超重或肥胖的病人时，妇科医生的表现可能有各种类型。

客观型 老好人型 "扎心"型

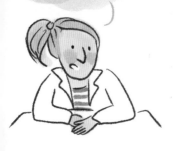

好的，现在我们聊一下你的肥胖问题。

那么，首先……

怎么说呢……

你稍微有一点点超重，不过这对你的身体也没什么大影响……我这边就是建议你稍微调整一下饮食结构……

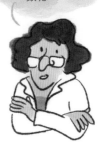

只有 110 千克吗？我还以为不止这个数呢……

而跟我打过交道的病人则有以下几种类型。

好斗型 抑郁型 乐呵呵型

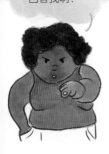

为什么要我称体重？你是打算羞辱我吗？回答我啊！

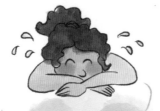

呜呜呜，我讨厌称体重，我讨厌来医院，这里让我觉得好难过……

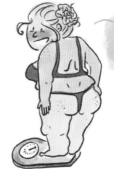

好家伙！医生你快看，刚刚好 100 千克整，这也太完美了吧！

69

当然，如果病人只是来看个真菌感染什么的，医生肯定就不会提体重这件事了。

医生如果主动询问病人的体重，那肯定不是为了让对方难堪或者产生负罪感，

而是因为这就是医生工作的一部分。

每年做定期疾病筛查、某些涂片检查或者乳房检查的时候，医生和病人不可避免地会聊到体重。

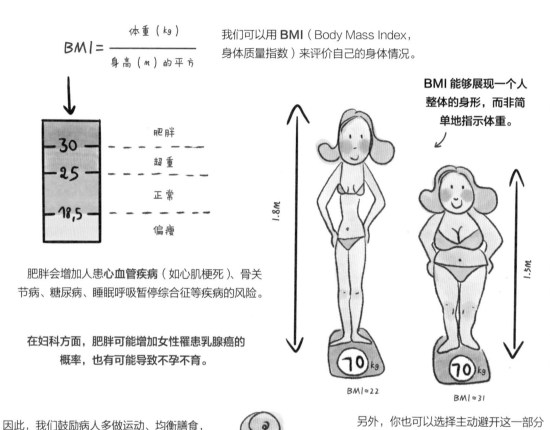

$$BMI = \frac{体重（kg）}{身高（m）的平方}$$

我们可以用 **BMI**（Body Mass Index，身体质量指数）来评价自己的身体情况。

BMI 能够展现一个人整体的身形，而非简单地指示体重。

肥胖

30

超重

25

正常

18.5

偏瘦

1.8 M

1.5 M

BMI ≈ 22

BMI ≈ 31

70 kg

70 kg

肥胖会增加人患**心血管疾病**（如心肌梗死）、骨关节病、糖尿病、睡眠呼吸暂停综合征等疾病的风险。

在妇科方面，肥胖可能增加女性罹患乳腺癌的概率，也有可能导致不孕不育。

因此，我们鼓励病人多做运动、均衡膳食，将 BMI 控制在 18~25 之间，最高不要超过 30。这并非肥胖歧视，而是为了公众的健康。

重点在于，你要找到一种最合适的方法来控制体重。不过比较遗憾的是，学校是不会教我们这些的。

另外，你也可以选择主动避开这一部分问诊内容。你可以用比较温和的语气说："好啦，我是超重了，我们一定要立刻谈这个问题吗？可以一会儿再聊吗？"你也可以明确地表示："我今天不想谈论我的体重，我们下次再聊这个问题好吗？"

如果碰上了真正嘴毒的肥胖歧视者，惹不起还躲不起嘛！

不过，胖人也可能身体很好，瘦人也可能身体不好。关键在于保持健康并找到适合自己的生活方式。无论胖瘦，"身体自爱"对所有人来说都是有意义的。

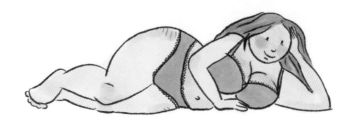

至此，关于"妇科就诊"的话题我们已经聊了很多内容，解决了很多疑问，我也给出了一些预防妇科疾病的建议，现在是说再见的时候了！

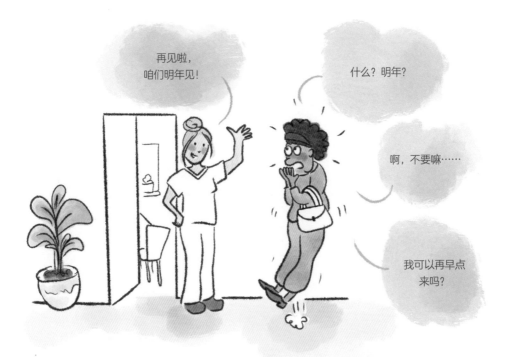

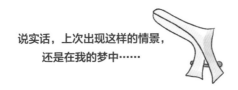

说实话，上次出现这样的情景，还是在我的梦中……

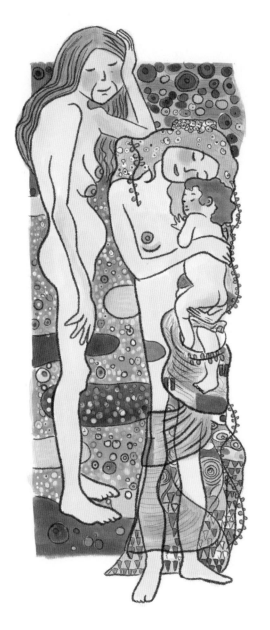

女性周期

女性周期

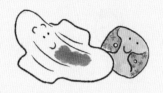

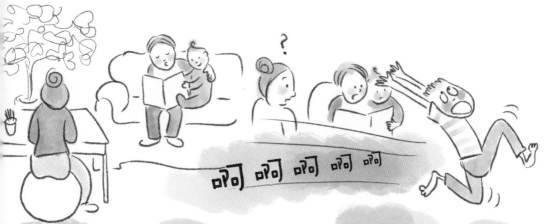

啊 啊 啊 啊 啊

怎么了，
我的宝贝？

快看！
我开始长毛了！
我要得"青春期"了！

啊！我也是，
我也有青春期的
体毛了。

昨天，我和朱莉娅
亲了一下，这是不
是说我们马上要有
小宝宝了？

当然不是，只有
把"小弟弟"放
到"小妹妹"里
才会有小宝宝呢！

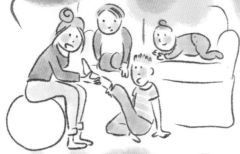

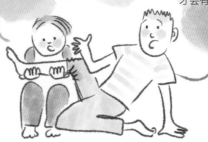

噫！所以我们也是因为
这样才出生的吗？

完全正确，我们之所
以没有其他的兄弟姐
妹，是因为妈妈已经
到了更年期啦！

嘿，小子们，
你们的妈妈我还没
那么老！

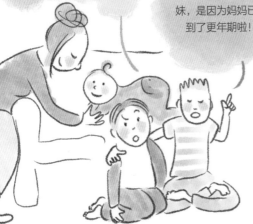

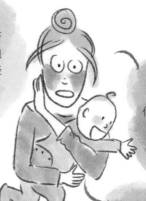

还是我来给你们讲一
下吧……这样，我先
给你们讲一下，当一
个小女孩开始变成女
人的时候，她的身体
会发生什么变化。

75

青春期

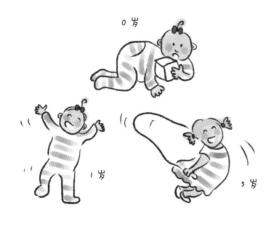

在青春期，小女孩的身体会在激素的作用下发生变化，变成年轻女人的身体。

从胎儿时期开始，未来的卵子已经全数储存在女孩的卵巢内部。它们的数目大约有几百万枚，但在之后的一生中，卵子的数目会持续减少。

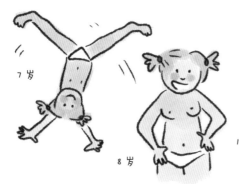

在 8~10 岁时，卵巢会开始分泌雌激素，刺激乳房的发育。

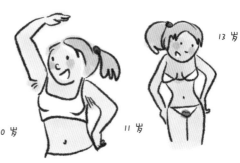

法国女孩平均在 12 岁半左右开始长体毛和迎接月经初潮。

月经初潮之后的两年间，月经周期可能不太规律，因为身体需要花一些时间来适应这些变化。

子宫本身也会发生变化：它的体积会增加，子宫体会变得比子宫颈更加宽大。

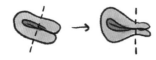

"启动"青春期的是大脑的下丘脑－垂体系统。身体脂肪比例的提高会将信号传递给下丘脑，下丘脑再下达指令，最终使卵巢开始分泌雌激素。

这也就是为什么那些体重过轻，或者正在接受高强度体育训练的女孩们（比如体操运动员），她们的青春期往往会推迟一些。

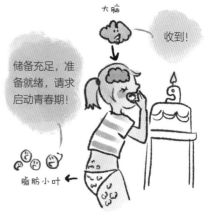

大脑

收到！

储备充足，准备就绪，请求启动青春期！

脂肪小叶

如果青春期开始于 7~8 岁之前，我们就称这种情况为"早熟"；
相反地，如果青春期迟迟不肯"露面"，我们就称这种情况为"晚熟"。

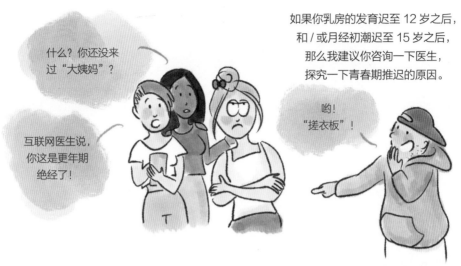

如果你乳房的发育迟至 12 岁之后，
和 / 或月经初潮迟至 15 岁之后，
那么我建议你咨询一下医生，
探究一下青春期推迟的原因。

什么？你还没来过"大姨妈"？

互联网医生说，你这是更年期绝经了！

哟！
"搓衣板"！

青春期推迟可能就是单纯的时候还没到而已，也可能是卵巢功能失调。体重过轻、进行高强度体育运动等因素造成的卵巢功能失调都是可逆的，但是某些基因异常导致的卵巢功能失调可能是不可逆的。还有另外几种极为罕见的情况会导致青春期推迟，也就是子宫畸形或子宫缺如。

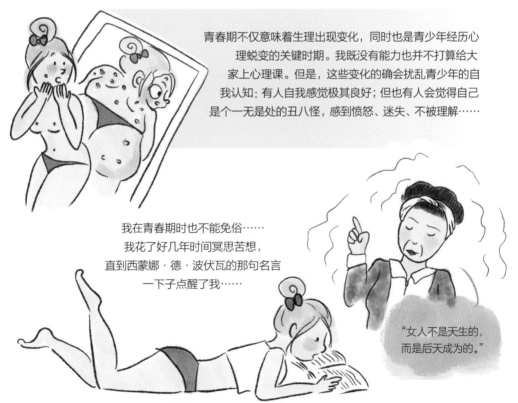

青春期不仅意味着生理出现变化，同时也是青少年经历心理蜕变的关键时期。我既没有能力也并不打算给大家上心理课。但是，这些变化的确会扰乱青少年的自我认知：有人自我感觉极其良好；但也有人会觉得自己是个一无是处的丑八怪，感到愤怒、迷失、不被理解……

我在青春期时也不能免俗……
我花了好几年时间冥思苦想，
直到西蒙娜·德·波伏瓦的那句名言
一下子点醒了我……

"女人不是天生的，
而是后天成为的。"

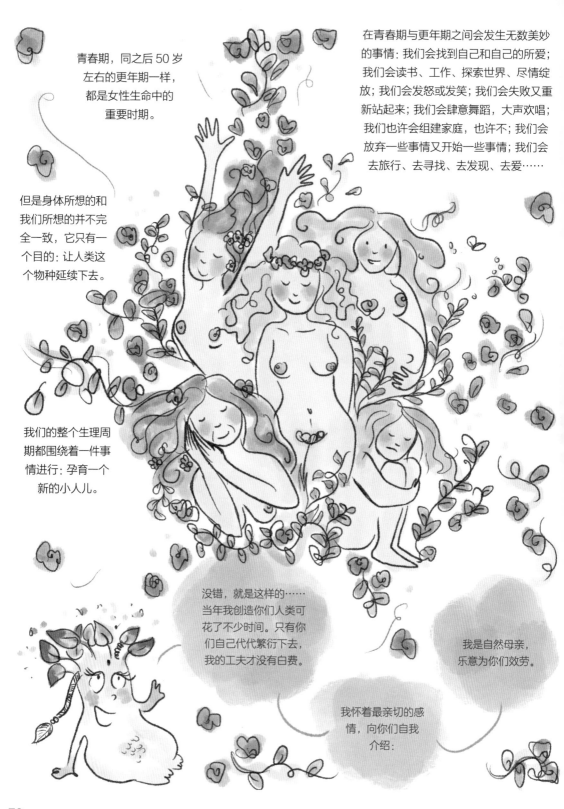

青春期，同之后 50 岁左右的更年期一样，都是女性生命中的重要时期。

但是身体所想的和我们所想的并不完全一致，它只有一个目的：让人类这个物种延续下去。

我们的整个生理周期都围绕着一件事情进行：孕育一个新的小人儿。

在青春期与更年期之间会发生无数美妙的事情：我们会找到自己和自己的所爱；我们会读书、工作、探索世界、尽情绽放；我们会发怒或发笑；我们会失败又重新站起来；我们会肆意舞蹈，大声欢唱；我们也许会组建家庭，也许不；我们会放弃一些事情又开始一些事情；我们会去旅行、去寻找、去发现、去爱……

没错，就是这样的……当年我创造你们人类可花了不少时间。只有你们自己代代繁衍下去，我的工夫才没有白费。

我是自然母亲，乐意为你们效劳。

我怀着最亲切的感情，向你们自我介绍：

每个女性都有自己的周期

哇！自然母亲，真的很荣幸能请到你来为我们解释你最不可思议的创造：人类的身体！

我亲爱的朋友，不要客气；你旺盛的好奇心让我深感欣喜；在知识的乐园中，我乐意陪伴着你。

好的，那我就开始了——如果我说错了，请你随时纠正！

"女性生理周期"是人们经常提到的概念，但是实际上，女性生理周期并非只有一个，而是有许多个，各自分属不同的层面——包括脑周期、卵巢周期、子宫周期、阴道周期——这些周期相互作用，依靠的是一群高效的邮递员：**激素**。

甚至脂肪也是通过激素的形式来传递信号并影响我们的周期的，比如影响青春期的"开启"。

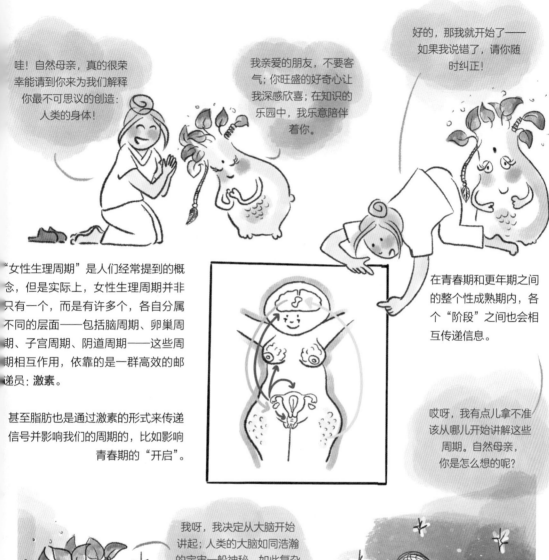

在青春期和更年期之间的整个性成熟期内，各个"阶段"之间也会相互传递信息。

哎呀，我有点儿拿不准该从哪儿开始讲解这些周期。自然母亲，你是怎么想的呢？

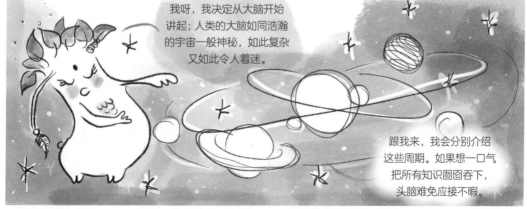

我呀，我决定从大脑开始讲起；人类的大脑如同浩瀚的宇宙一般神秘，如此复杂又如此令人着迷。

跟我来，我会分别介绍这些周期。如果想一口气把所有知识囫囵吞下，头脑难免应接不暇。

脑部的指令

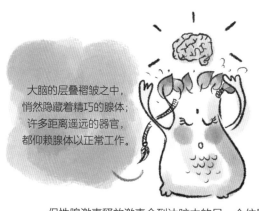

大脑的层叠褶皱之中，悄然隐藏着精巧的腺体；许多距离遥远的器官，都仰赖腺体以正常工作。

呃……谢谢你，自然母亲，还是我来翻译一下吧。

下丘脑是大脑的一个小小的腺体，能够分泌**促性腺激素释放激素***（GnRH）。

* 激素 A 能够促进激素 B 的释放，而激素 B 作用在性腺（睾丸或卵巢）上促进性腺激素的释放，这里的激素 A 就被命名为"促性腺激素释放激素"。——作者注

■ 下丘脑
■ 垂体

促性腺激素释放激素会到达脑中的另一个位置，也就是垂体。垂体的工作也是分泌激素，其中就包括分泌能够促进乳汁分泌的催乳素，以及能够刺激甲状腺的促甲状腺激素（TSH）。

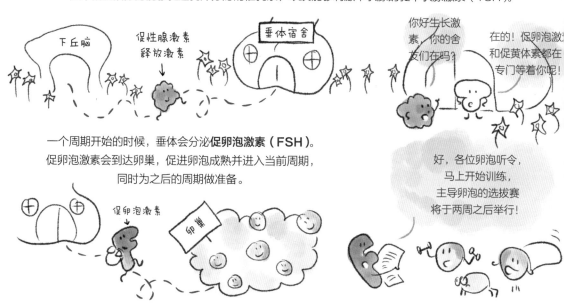

一个周期开始的时候，垂体会分泌**促卵泡激素**（FSH）。促卵泡激素会到达卵巢，促进卵泡成熟并进入当前周期，同时为之后的周期做准备。

垂体还会分泌**促黄体素**（LH）。促黄体素在当前周期的中段作用于卵巢，促进排卵。

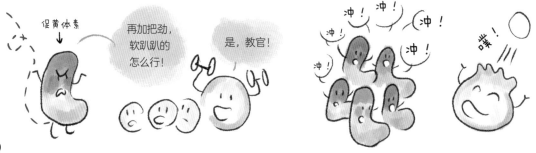

卵巢周期

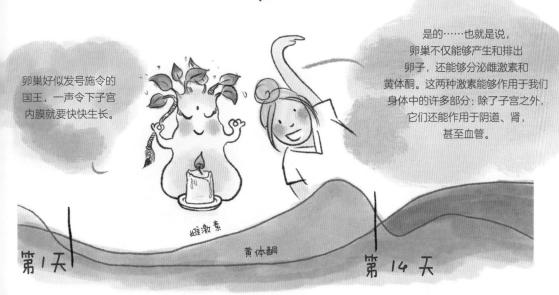

卵巢好似发号施令的国王，一声令下子宫内膜就要快快生长。

是的……也就是说，卵巢不仅能够产生和排出卵子，还能够分泌雌激素和黄体酮。这两种激素能够作用于我们身体中的许多部分：除了子宫之外，它们还能作用于阴道、肾，甚至血管。

雌激素

黄体酮

第1天

第14天

卵巢中有许许多多的小泡，也就是卵泡。每个卵泡的内部都有一个卵子。

每个排卵周期开始时，在促卵泡激素的作用下，会有许多卵泡同时开始发育。

每个周期都类似一场比赛。在所有开始发育的卵泡中，最终会有一个卵泡成为主导卵泡，然后在黄体酮的影响下释放出内部的卵子：这就是排卵。其他那些没有成为主导卵泡的发育卵泡则会自行消失。

排卵结束之后，之前的主导卵泡就会愈合成为黄体，并释放黄体酮。如果没有妊娠反应，黄体就会逐渐消失。

卵泡的发育

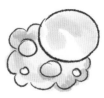

主导卵泡

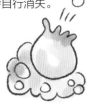

排卵

黄体

放弃吧，伙计们，它太强了，我们不可能赶上它的。

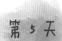

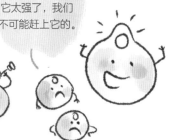

噗！

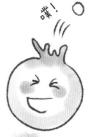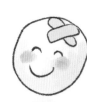

第1天

第5天

第10天

第14天

第20天

子宫周期

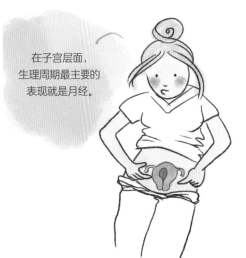

在子宫层面，生理周期最主要的表现就是月经。

子宫的内壁铺着一层黏膜，这就是子宫内膜。子宫内膜在雌激素和黄体酮的作用之下会生长和增厚。

排卵期一般位于一个生理周期的中间阶段。如果卵子成功受精，子宫内壁的黏膜也完成增生，变得又厚又软，准备好迎接受精卵着床，那么妊娠的进程就开始了，同时月经也不会来潮。按照惯例，月经的第一天是生理周期的第一天。

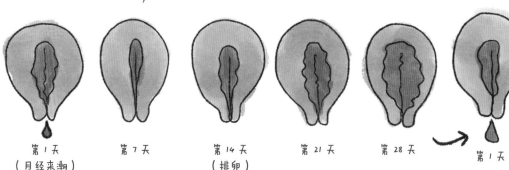

第1天
（月经来潮）

第7天

第14天
（排卵）

第21天

第28天

第1天

在排卵期结束后的第15天左右，如果卵子没有受精，那么雌激素和黄体酮的水平就会飞速下降，这就会导致子宫内膜剥脱，也就是我们所说的黏膜"脱落"和出血：这就是月经的形成过程。

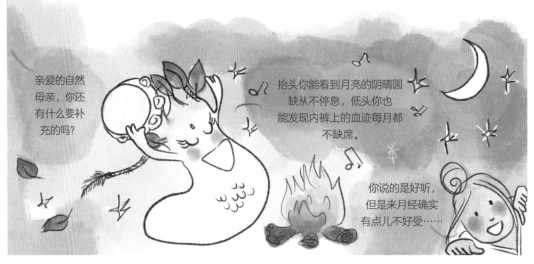

亲爱的自然母亲，你还有什么要补充的吗？

抬头你能看到月亮的阴晴圆缺从不停息，低头你也能发现内裤上的血迹每月都不缺席。

你说的是好听，但是来月经确实有点儿不好受……

阴道也有周期！

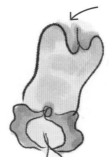

子宫颈同样也会产生分泌物，人们称之为"子宫黏液"。

阴道有自我清洁的能力，它会持续地产生分泌物并将其排出体外。人们将这种分泌物称为"白带"。

子宫黏液和阴道分泌物都是由激素周期调控的，而激素周期则受卵巢支配。

从生理周期的第一阶段开始到排卵期，分泌物逐渐增多且相对清澈，目的在于保证精子的上行。

在排卵期之后的生理周期第二阶段中，分泌物会变得更加浓稠，但是量会减少。

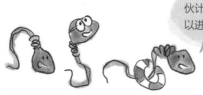

伙计们，这周可以进游泳池啦！

哦不！我还是来得太晚了！

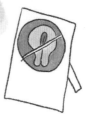

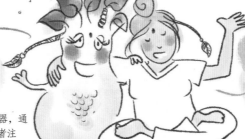

我在约尼*符号上寻觅，但我只看到一行字迹：这个器官如此美丽，以至于我忍不住微笑。

看来你在介绍阴道方面的灵感已经枯竭了，还是让我来讲一个我在接诊时发生的故事吧。

约尼是梵语 yoni 的音译，指女性生殖器，通常用一个带有通道的矩形表示。——译者注

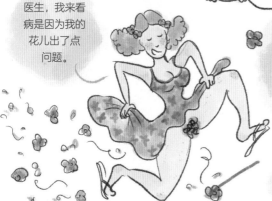

医生，我来看病是因为我的花儿出了点问题。

我花了点儿功夫才理解，她说的"花儿"其实是她的"阴道菌群"。

可我是个妇科大夫，又不是花匠。

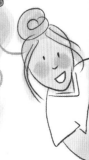

另外我需要提醒你注意，医生不再说"菌群"了，而是说"微生物群"。

我还会在关于疾病的部分跟你详细介绍这一点。

复习时间到!

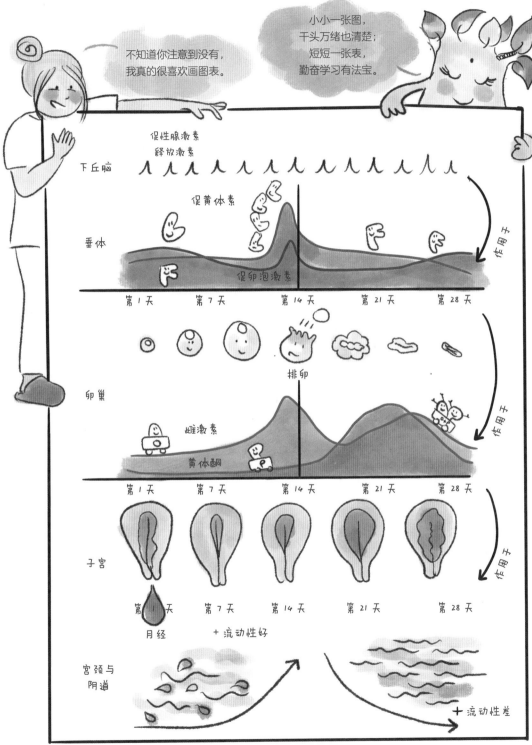

经前期综合征

激素不仅能够调控身体各个器官在不同环节发挥不同的功能，
在更大的范围上来讲，它还能影响你的整个身体，
甚至你的情绪。

经前期综合征的概念特别宽泛，女性在经期前感受到的所有症状都可以算是经前期综合征。经前期综合征的出现与生理周期末期雌激素和黄体酮这两种激素水平的下降有关。

虽然所有女性的激素水平在经期前都会下降，但是有些人一点儿感觉都没有，但对另一些人来说，感觉可能就像要了命似的。

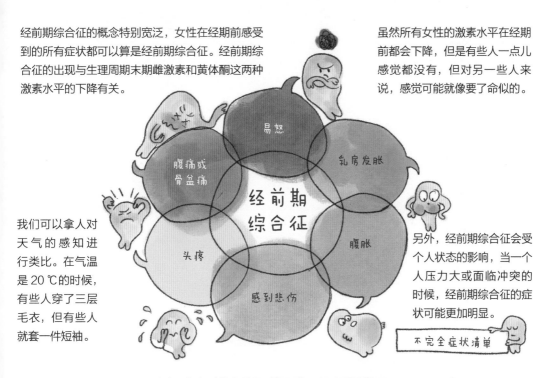

我们可以拿人对天气的感知进行类比。在气温是 20 ℃的时候，有些人穿了三层毛衣，但有些人就套一件短袖。

另外，经前期综合征会受个人状态的影响，当一个人压力大或面临冲突的时候，经前期综合征的症状可能更加明显。

不完全症状清单

那么，如何才能在这段时间里将不适降到最低呢？

控制自己的压力，规律地进行运动，做瑜伽或采用放松疗法也会有所帮助。

一些"温和"的疗法
（如针灸、植物疗法）
可能很有效。

如果经前期综合征的症状严重到让人浑身无力，你可以服用止疼药，也可以在医生的指导下进行激素治疗。

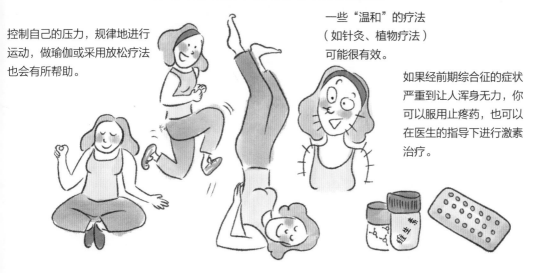

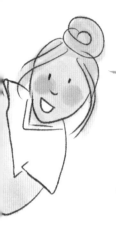

月经周期

月经就是在没有妊娠的时候子宫的黏膜（子宫内膜）脱落／出血，
并通过阴道排出体外的过程。

平均来说，每次月经持续5天，每28天出现一次月经。
这也就是为什么世界月经日是每年的 5 月 28 日。

5月
28日

每位女性都是不同的，因此月经可能：

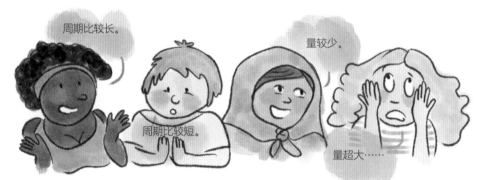

周期比较长。

周期比较短。

量较少。

量超大……

月经周期或短或长，也可能不太规律，但是
月经周期第二个阶段的时长是不会改变的：
如果一位女性没有怀孕，那么她会在排卵后
第 14 天进入月经期。因此，时长发生变化
的是月经周期的第一个阶段：卵泡发育和主
导卵泡形成的阶段。

对于同一位女性，她在一生中
的不同阶段，月经周期和月经
量的大小也可能发生改变。

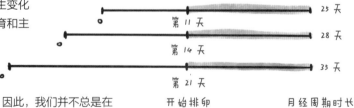

第 11 天 25 天

第 14 天 28 天

第 21 天 35 天

开始排卵   月经周期时长

为什么来月经的
时候会肚子痛呢？

因此，我们并不总是在
月经周期的第 14 天排卵。

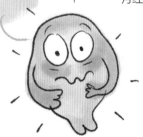

子宫是由肌肉构成的。 为了能够在月经期间排出子宫内膜，
肌肉需要收缩。在没有疾病的情况下，这种收缩对一部分人
来说可能很疼，但对另一部分人来说不疼。这就好像经前期
综合征，所有的子宫都会收缩，但是并非所有有子宫的人都
有相同的感受。

86

让我们聊聊：
月经禁忌

你有没有经历过裤子的两腿间有一片血迹但没有人敢告诉你的尴尬时刻？

你会不会在去卫生间的路上一直把卫生巾藏在口袋里或包里，生怕同事意识到自己来月经？

即使在妇产科，我的工作就是和女性打交道，而且天天都要见血，但是在月经的问题上，我还是不能免俗……

当我处理完一场大出血之后……

对比

当我来月经的时候……

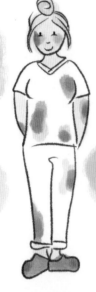

嘿嘿嘿，这次轮到你啦！

衣服的新图案挺别致的嘛！

哈哈，赶紧去洗个澡吧！

…

…

让我们把话说清楚，告诉我们的家人、朋友，告诉所有女性：月经并不脏，它是最自然不过的一种生理现象！

在月经期间，我们可以做饭、工作、运动。如果我们愿意，在月经期间进行某些亲密行为甚至也是可以的。

在我家，可重复利用的卫生巾毫不避讳地直接挂在晾衣架上，这样我的儿子们就会知道我这段时间正在来月经。这是我个人用于对抗月经禁忌的方式。

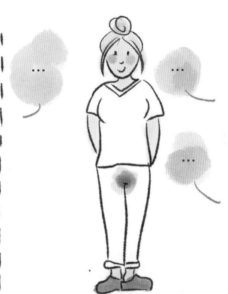

快看兄弟们，妈妈还来着月经呢！

她还没有到更年期！

也许将来我们还会再有一个弟弟或妹妹呢！

让我们聊聊：
月经贫困

月经贫困，指部分来月经的女性由于经济困难或者
物质匮乏而无法获得经期卫生用品的困扰。

月经几乎在全世界都或多或少是一种禁忌。但是在某些地区，由于对身体的认知非常原始，
或没有条件购买经期卫生用品，年轻女孩开始来月经之后很快就会失学，不得不待在家里。

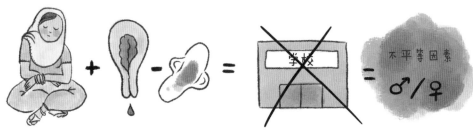

更糟糕的是，她们如果使用一些不合适的材料来吸收经血，就会面临感染的风险，
甚至可能因此丧命。

月经贫困并非一个远在天边的问题，它就在我们身边。在法国，
那些低收入女性、贫困女学生和无家可归的女性往往面临着缺
乏经期卫生用品的困境。

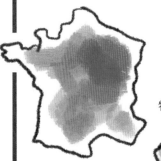

这些人群要么不得不长时间不更换卫生用品，要么只能选择一些替代
物（在内裤上放些卫生纸或海绵）。月经因此成了加剧不平等现象的一
个因素，它引起了部分人对女性的排斥；这种排斥损害了人的尊严。
除此之外，它也可能成为严重的卫生隐患，对个人健康造成威胁
（中毒性休克综合征，见第91页）。

**2020 年的法国国民议
会上就有报告提及了月
经问题。**

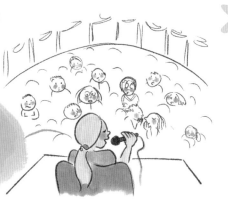

这份报告的关键内容包
括，尽早为男孩和女孩
普及月经知识，破除月
经羞耻，提高经期卫生
用品的质量、确保其成
分安全，保证月经贫困
人群能够使用经期卫生
用品。

各位议员女士们、议
员先生们，今天我们
要谈谈月经问题。

经期卫生用品

经期卫生用品的选择众多，
足以填满超市的一整排货架。

置于体外的卫生用品

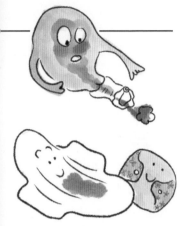

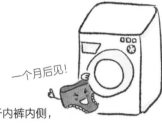

一个月后见!

卫生巾贴于内裤内侧，
可以吸收经血。

卫生裤
吸收能力特别强的内裤，
日间夜间都可以穿着，可
以洗涤，可以重复使用，
有点儿类似于给成年人的
可洗式"尿不湿"。

直接置于阴道内部的
卫生用品

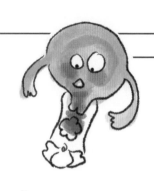

卫生棉条是需要放置在阴道内部的小
型圆柱体产品，具有超强的吸收能
力，用后可直接丢弃。我们可以利用
手指或相应的装置将它推入阴道。

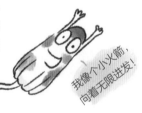

我像个小火箭，
向着无限进发!

月经杯是从美国引进的产品，现在
在欧洲的使用人数正在逐渐增加。

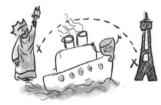

月经杯是一个
放置在阴道中
的小容器，可
以收集经血。

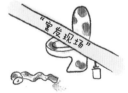

"案发现场"

第一次把月经杯取
出来的时候……

我们在刚开始寻找适合自
己的经期护理方式的时
候，的确需要一点儿时间
学习，而且需要养成良好
的卫生习惯……

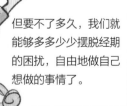

但要不了多久，我们就
能够多多少少摆脱经期
的困扰，自由地做自己
想做的事情了。

经期卫生用品对环境的影响

丢弃式的经期卫生用品是一个环保难题。这些产品对女性必不可少，但是因为缺乏有效的回收处理机制，它们带来了污染问题。全球每年有约 **45 吨**经期卫生用品被丢弃，而把它们全部降解需要 **500 年**的时间。

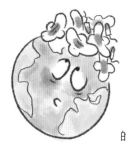

许多女性选择了可回收的经期卫生用品，如前文提及的可回收卫生巾 / 卫生裤、月经杯等。虽然人们在直觉上感觉这些产品造成的污染比一次性经期卫生用品（卫生棉条、卫生巾）小得多，但是实际上它们对环境的影响还有待研究。

经期卫生用品是无害的吗？

这个问题起源于 2015 年。一位年轻的女孩梅拉妮·道埃夫朗吉向大众指出，一次性经期卫生用品的原材料并未公开。

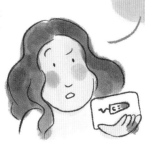

#你的卫生棉条原材料来自哪里？
呃……我也不知道……

实际上，法国之前没有任何一条法律法规规定卫生棉条、卫生巾或者月经杯的生产商必须公开他们的产品成分。但这些产品会直接接触身体黏膜，影响身体健康。

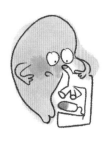

法国消费者协会和《6000 万消费者》（*60 Millions de consommateurs*）杂志有多项研究发现，经期卫生用品存在污染物、杀虫剂，以及其他可能造成内分泌紊乱的物质。

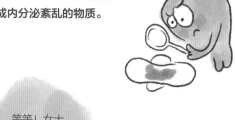

即使是贴着"有机"标签的卫生用品，也只能保证使用的棉花是有机的，但是其他材料（胶、漂白剂、墨水等）并非有机产品，它们可能对身体造成危害。

生产商一方的说法是，有害物质的残留量非常有限，其危害性可以忽略不计，但是他们的研究是针对皮肤进行的，针对皮肤的实验结果不能直接迁移到黏膜之上。

简而言之，这一行业肯定会不断进步，不过我们仍然要保持警惕！

等等！女士，为什么你的阴道里有 8 根卫生棉条？

嗯？包装纸上不是写了棉条是"生物可降解"的嘛……

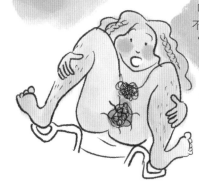

让我们聊聊：
中毒性休克综合征

中毒性休克综合征是一种与月经相关的罕见的重症疾病，
其罪魁祸首是一种细菌：金黄色葡萄球菌。

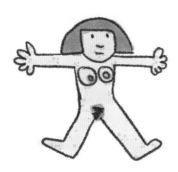

30%~50% 的人体内都携带着金黄色葡萄球菌，但是并不会引起感染。这种细菌生活在各处的皮肤和黏膜上。

但是如果一个人在阴道内有某种特定的，或可以分泌 TSST-1 毒素的金黄色葡萄球菌，那么事情就可能变得有些麻烦了。

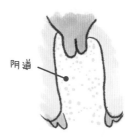

阴道

身体会做出反应保护体内的器官。如果发展到极致，这种病毒的影响就不止于血管，而是可能导致截肢，甚至危及生命。

在月经期间，如果血液停滞在阴道内（当使用卫生棉条或卫生杯时），这种葡萄球菌就可能利用这种环境使分泌的毒素扩散并进入血液循环，这会引起"**中毒性休克综合征**"。

如果出现了中毒性休克综合征的相关症状，需要立刻取出棉条或卫生杯，并立即前往医院就医！

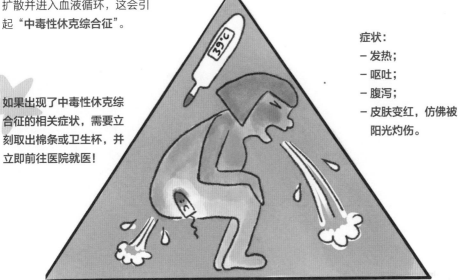

症状：
- 发热；
- 呕吐；
- 腹泻；
- 皮肤变红，仿佛被阳光灼伤。

在日常生活中要注意：
每 4~6 小时更换一次卫生棉条或倒空 / 清洗一次卫生杯。
每次更换前后都要洗手。

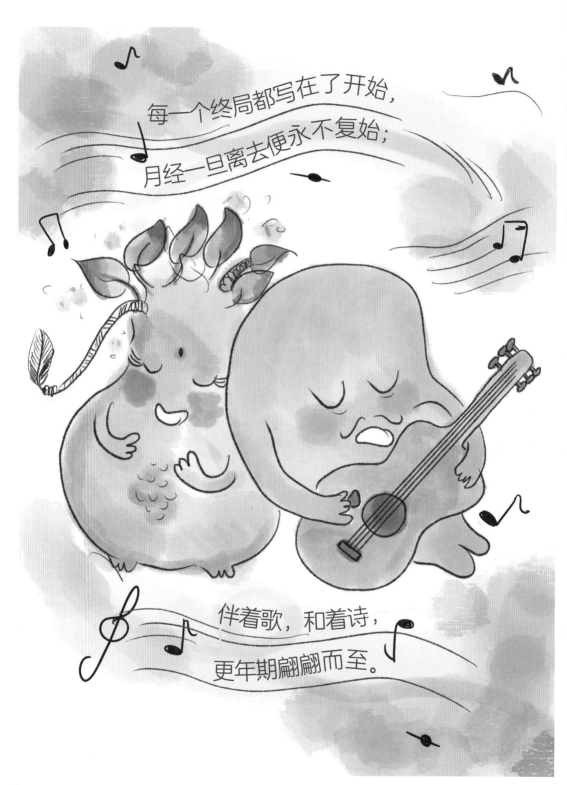

更年期

更年期是女性月经彻底停止的阶段。一般更年期是从绝经后一年开始算起。实际上，当卵巢停止分泌性激素的时候，月经就会停止。

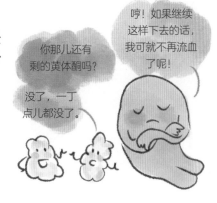

更年期一般在女性 50 岁左右到来，**法国女性开始更年期的平均年龄是 52 岁。**

如果更年期开始得特别早，早于 40 岁，这种情况被称为**"早发性卵巢功能不全"**（一般人们称其为"更年期提前"）。

如果需要摘除卵巢，医生也会通过药物来帮助病人进入更年期。抗癌治疗方法中的化疗或放疗也可能导致更年期提前到来。

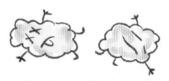

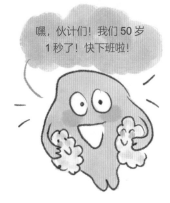

很显然，月经倒也不至于一下子就完全停掉……

前更年期，
指临近绝经期的时期。
围更年期，
指绝经之前和绝经的第 1 年。

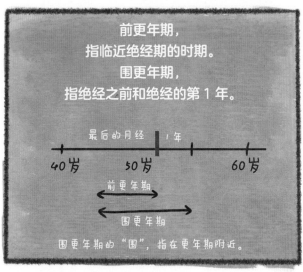

93

**在前更年期阶段，
月经周期是这样的。**

伙计们，咱们这个月
打算搞点儿啥？短周
期？点状出血？

不不不……我完
全懒得动，咱们
啥也不做了吧。

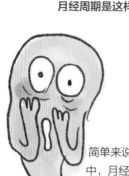

简单来说，在前更年期
中，月经周期一片混乱。

伴随着激素的变化，
女性在这一时期会出现一系列症状：

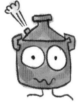

潮热

夜间盗汗

阴道干涩

性欲减退

排尿异常

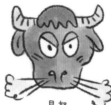

易怒

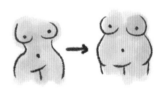

体重的增加和体形的改变

除此之外，女性可能还会面对皮肤干燥、难以入睡、关节疼痛等诸多苦恼……

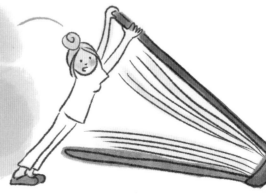

等一下！先别着急
合上书……

有大约一半的女性在更年期没有症状或者
症状轻微。另外，更年期症状也是有对应
疗法的，这一点我之后会介绍。而且，
进入更年期也有很多好处！

不再需要采取任何避孕措施，可以享受性生活纯粹的乐趣，卸下生育的负担。

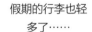

裤子上再也不会有突然出现的血迹了！

假期的行李也轻多了……

我可以一年到头，天天穿白裤子了！

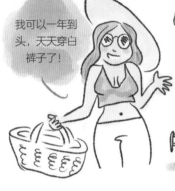

先生，这真的就只是一个月经杯……

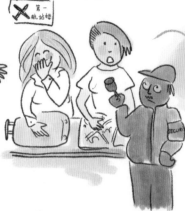

更年期并不是一种疾病，它只是女性正常的生理阶段。

另外，女性需要注意的是，当更年期到来之后，阴道就不应该再出现流血的情况了。

你如果在更年期之后出现阴道出血，需要立刻就医。

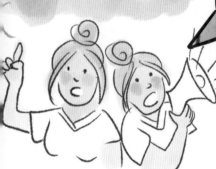

有些出血症状是没有大碍的，但也有些出血症状可能是子宫癌的最初表现。

珠珠医生，我在41岁的时候就因为子宫肌瘤摘除了子宫。我已经没有月经了，这样就算进入更年期了吗？

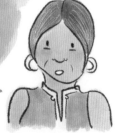

如果你的子宫已经被摘除，那么你显然就不会再有月经了，不过此时你的卵巢仍然在工作！更年期以及那些随之而来的症状，会在一段时间过后到来。

如果你不能确定自己是否已经进入更年期，你可以通过血液检测来测定。

让我们聊聊：
更年期激素治疗

"更年期激素治疗"指人为地补充水平较低的激素（即雌激素和黄体酮），
来缓解更年期症状的疗法。

但是，更年期激素治疗就像所有
的药物疗法一样，有适应证，也
有禁忌证，同时也会有副作用。

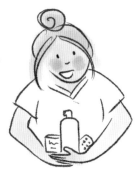

因此在采取这种疗法的
时候需要权衡利弊。

预期疗效

提高生活质量，缓解影
响生活的更年期综合征
症状，增强骨质，减少
骨折的概率。

拜托了！

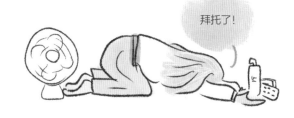

风险

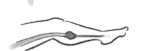

乳腺癌风险

激素治疗可能增加病人患乳腺
癌的风险，而且治疗时间越长，
患癌风险越大。不过，如果激
素治疗持续 5 年以上，再额外
增加的风险就比较有限了。

静脉血栓栓塞风险：
静脉炎与肺栓塞

女性如果长期（10 年以上）
接受激素治疗而且只接受口服
雌激素治疗，有可能增加出现
血栓的风险。

动脉疾病风险：
脑血管疾病与心肌梗死

如果一位女性本就属于高危人群
（如患有肥胖症、高血压、糖尿病
或高胆固醇血症），那么激素治疗
也会增加她患动脉疾病的风险。

因此，最好根本没有更年期综合征，这样就不需要更年期激素治疗，
也不需要考虑预期疗效和风险了。

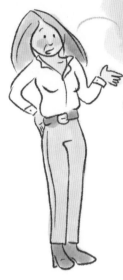

我不确定自己有没有理解……所以我到底应不应该接受激素治疗？

如果你的更年期出现得非常早，那么为了保护骨骼，接受激素治疗是非常有必要的。

如果更年期的症状严重影响了你的生活质量，那么在综合考虑自身身体素质，权衡了风险和利弊之后，你也可以选择进行激素治疗。

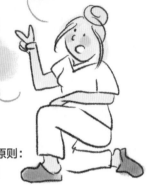

医生给出的诊疗方案遵循以下原则：
尽量使用最小的有效剂量；
尽量采用最短的疗程；
在更年期开始时就跟进治疗，
并定期跟踪患者情况。

我有乳腺癌，无法接受激素治疗。那么，我该如何解决潮热问题呢？

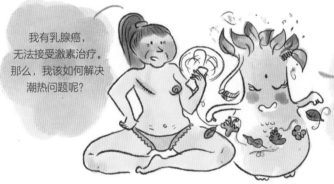

缤纷多彩的世界从不缺少解决问题的灵药，在变化无穷的药典中你总可以找到属于自己的良方。

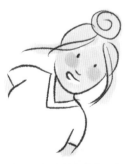

在药店里或者有机产品的商店里，你可以看到许多基于植物的根茎或香料的治疗药物。虽然并没有任何一种疗法可以证明自己有超越他者的奇效，但是毕竟有一部分女性借助它们减轻了自己的痛苦。无论是否患有不适合采用激素疗法的禁忌证，你都可以试一试这些疗法。如果尝试了各种方案但依然没有获得满意的效果，你还可以继续求助妇科医生，医生会采取一些非激素的手段，可能能够减轻你的痛苦。

绝经后期

更年期并非人生的最后一个阶段。鉴于法国女性的平均预期寿命能够达到80岁（准确来说，根据2020年的统计结果，这个数字是85.5岁），更年期实际上只是女性生命的中间阶段。还好我们的人生并不会停滞在这里！

随着时间的流逝，更年期的症状会有所减退。我在此强调，每位女性的具体情况都会不太一样，有些女性的更年期症状只持续了几个月，但还有些女性可能因更年期而受好几年的折磨。

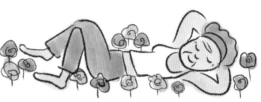

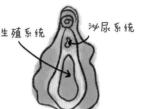

生殖系统　泌尿系统

更年期之后，激素缺乏会引起一种长期的症状，也就是"**生殖泌尿综合征**"。

女性可能感觉到阴道干燥、外阴不适，尿道感染会更加频繁，性生活的愉悦感也会减退，甚至会产生疼痛感。

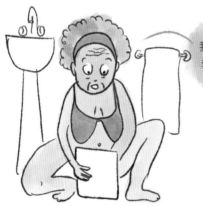

哎哟我的天哪，我的阴部简直就像一条在60 ℃的热水中洗过的旧牛仔裤！

有一部分女性可能出现外阴和阴道"缩小"的情况，也就是"**外阴萎缩**"。这种情况主要与雌激素水平下降导致的皮肤黏膜组织失去弹性和柔软度降低有关。

好消息：这种症状可以通过利用补充雌激素的局部疗法进行很好的治疗，也可以用不含激素的凝胶来缓解。

绝经后期也是需要女性注重生活健康的关键时期。
为什么呢？因为女性的激素水平降低同样还会引起：

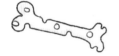

骨质流失加速，骨折的风险增加；

胰岛素抵抗，出现2型糖尿病；

动脉的脂肪积累增多，出现梗死的风险增加。

特别注意：
保持健康的生活习惯可以降低以上所有疾病的风险！

规律的
体育运动

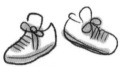

每周 3~4 次，
一次 30~45 分钟。

好处：降低患癌风险！

均衡的膳食

多吃蔬菜水果，
少吃脂肪含量多的
食物以及甜食。

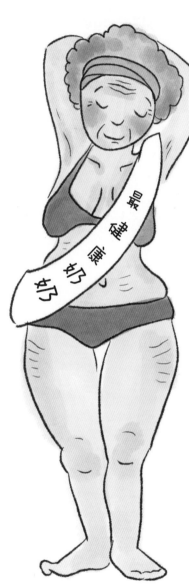

增加骨质的方法

补充维生素 D

每天晒 30 分钟的太阳，
或者通过饮食和服用
药物补充维生素 D。

补钙

每天摄入 1300 mg 钙，
也就是至少吃三种乳制品。

远离不良嗜好

禁烟，尽可能少地
摄入酒精。

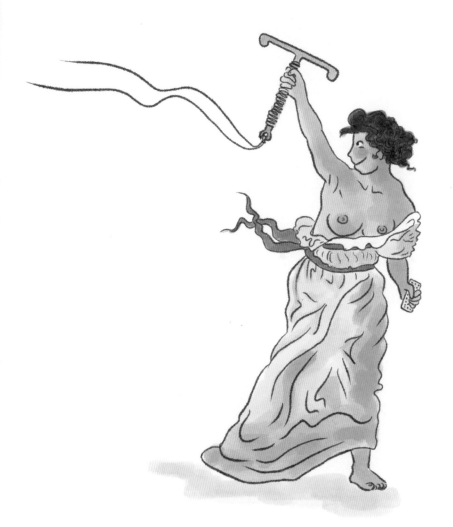

避孕

避孕

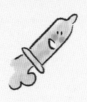

避孕小史

自古时起，人类一直在尝试利用护身符、咒语、法宝或节制性行为的方式控制生育。

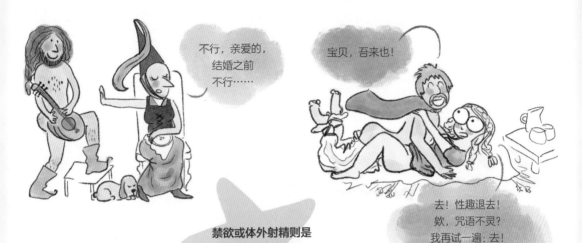

禁欲或体外射精则是古今通用的方式。

古典时代

古埃及女性会以鳄鱼粪和蜂蜜为原料制作一种糊糊，然后把它填在阴道内部，她们认为这样就可以堵住精子的通道。

她们有时候还会用清洗阴道的方式帮助身体排出精子，以达到紧急避孕的目的。人们甚至还曾经在木乃伊的子宫内发现过有避孕效果的铜球！

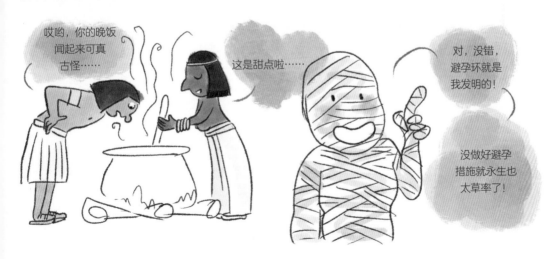

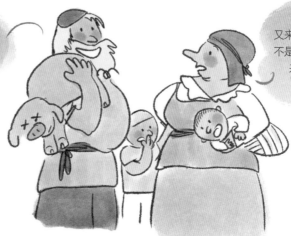

我的甜心，我今天杀了一头猪……

又来？但是我们不是刚从床上下来吗？！

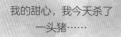

人们会将动物的尿泡作为避孕套。

★ 近代法国

第一次世界大战后，政府出台了一项生育政策：1920 法案严格禁止避孕用品的流通和使用。

1920

1956 年，"快乐母亲"协会创立；1960 年，这一协会改名为**"计划生育行动"**。这是一个致力于大众教育的女性主义团体，目的在于推动修改"禁止避孕和流产"的 1920 法案。现在，该组织的任务是推动性教育、确保有需要的女性群体可以正常进行避孕和流产、对抗与性别相关的暴力和歧视。

1956

世界上第一颗口服**避孕丸**出现。

1960

1974

1967

1967 年"纽威茨"（Neuwirth）法案认定避孕合法。但是直到 1972 年，这条法案才得以充分实施。

在伟大的西蒙娜·韦伊的捐款和推动下，口服避孕药被纳入法国社会保险的报销范围，这让口服避孕药的获取和使用得以完全放开。

感谢西蒙娜！

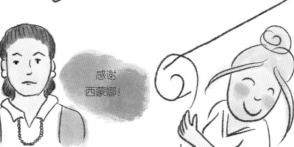

我必须跟大家的是

我曾经的一些病人对避孕的认识非常原始。

接下来几页你会看到她们都在想些什么……

自然避孕法

就像古老的人类祖先一样，有些人会根据月经周期进行性行为，
以达到避孕的效果。

20 世纪初，日本妇科医生**获野**发现，女性在每个生理周期中有一个确切的排卵时间。

考虑到精子可以在女性的生殖腔中存活好几天，而一颗卵子只能在 24 小时之内受精，人们可以通过计算受精的最佳时间达到避孕的效果，或反过来用于备孕。这种方法被称为获野避孕法。

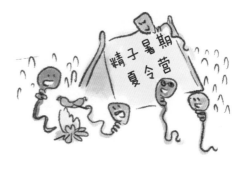

然而，获野避孕法或不完全性交（体外射精）的实际避孕有效率不超过 75%~80%。

有些女性会使用"**基础体温避孕法**"。这种方法需要女性对自己的身体特别熟悉。其具体方式是通过记录月经周期、身体体温和宫颈黏液情况，来计算"危险期"，然后在"危险期"避免阴道性交。

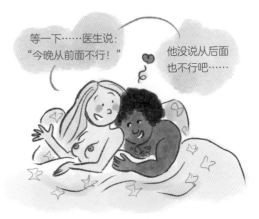

让我们聊聊：
如何计算一种避孕法的有效率？

显然，我们需要区分理论有效率和实际有效率。

理论有效率指对应避孕方法被**完美执行**之后的有效率。举例来说，理论上假设有 100 位女性在一年中完美地执行了某一种方法，一年之后有 3 位怀孕，那么这种方法的理论有效率就是 97%。

理论上，
一年后
→
某种避孕
方法

实际有效率指在实际生活中观测 100 位女性在一年之中执行某项避孕方法的有效率。也就是说，我们需要考虑长期使用中出现的各种偶然情况（如忘记执行、操作不对）。

实际生活
中，一年后
→
某种避孕
方法

有的方法在男女两方
之间会表现出很大的
差异……

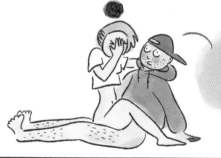

完了，我好像把避孕套戴反了……

避孕套

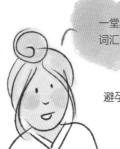

一堂小小的词汇课……

避孕套常常被这样区分：

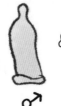 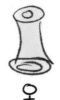

男用避孕套　　女用避孕套

但是这种叫法对跨性别者等人士来说不太友好，所以最好还是说：

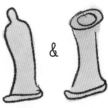

阴茎避孕套　　阴道避孕套

阴茎避孕套

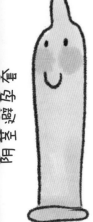

在使用时，这种避孕套要展开套住整个阴茎。阴茎避孕套是有大小型号的。在法国，有些阴茎避孕套使用者可以持医嘱用社保报销！

阴道避孕套类似在阴道内搭起的一个小帐篷。它有两个环状结构，一个伸入阴道内部，另一个留在外阴以外。阴道避孕套甚至可以提前戴上。
#时刻做好避孕准备

**所有避孕套的目的都是：
阻止精子进入体内！**

阴道避孕套

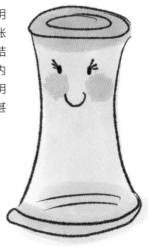

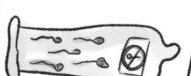

额外功能：避孕套是一种有助于阻断性传染疾病传播的避孕手段。

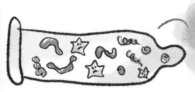

放弃吧，小崽子们，谁也别想过去！

阴茎避孕套使用说明

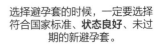

选择避孕套的时候，一定要选择符合国家标准、**状态良好**、未过期的新避孕套。

一次只套一层就够了……

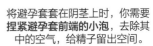

将避孕套套在阴茎上时，你需要**捏紧避孕套前端的小泡**，去除其中的空气，给精子留出空间。

如果需要使用润滑剂，请注意挑选可以和避孕套一起使用的水基润滑剂。

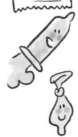

在插入之前佩戴好避孕套，在整个性交过程中保持佩戴，性交结束之后尽快取下。

雌激素－孕激素口服避孕药

"口服避孕药"一词可以指代各种口服的激素避孕药。
但是我们需要区分两类不同的避孕药：含孕激素和雌激素两种激素的避孕药，
以及只含孕激素一种激素的避孕药。这两类避孕药的作用机理、服用方式、
副作用和禁忌证是完全不一样的。

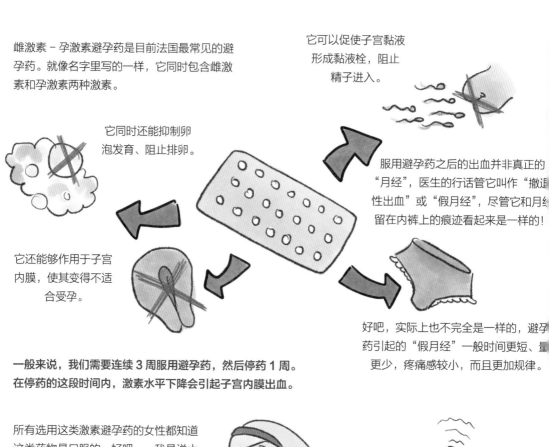

雌激素－孕激素避孕药是目前法国最常见的避孕药。就像名字里写的一样，它同时包含雌激素和孕激素两种激素。

它同时还能抑制卵泡发育、阻止排卵。

它还能够作用于子宫内膜，使其变得不适合受孕。

它可以促使子宫黏液形成黏液栓，阻止精子进入。

服用避孕药之后的出血并非真正的"月经"，医生的行话管它叫作"撤退性出血"或"假月经"，尽管它和月经留在内裤上的痕迹看起来是一样的！

好吧，实际上也不完全是一样的，避孕药引起的"假月经"一般时间更短、量更少，疼痛感较小，而且更加规律。

一般来说，我们需要连续 3 周服用避孕药，然后停药 1 周。在停药的这段时间内，激素水平下降会引起子宫内膜出血。

所有选用这类激素避孕药的女性都知道这类药物是口服的。好吧……我是说大部分女性应该都知道。

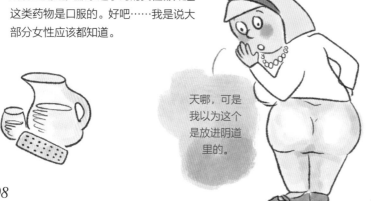

天哪，可是我以为这个是放进阴道里的。

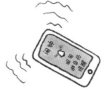

当然，千万不要忘记服药！
用药期间需要每天服用，最好每天在同一时间服用，这样可以更好地保证避孕效果。

其他借助雌激素－孕激素的避孕手段

借助雌激素－孕激素避孕也有非口服的方式
（但也不是都要放进阴道）！

⭐ 避孕膏药

我们可以贴避孕膏药，通过皮肤吸收雌激素－孕激素。膏药要持续贴3周，然后摘掉1周。月经结束后再继续贴。

哎，你这是要戒烟吗？

不是，就是防止怀上小曼努。

⭐ 阴道避孕环

阴道避孕环，就相当于直接**放进阴道里**的避孕药。

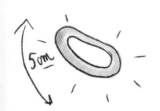

5cm

激素会自己通过阴道壁扩散至血液循环。

我们放好阴道避孕环之后，接下来的**3周**就不用再管它了。

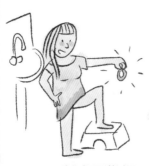

3周之后，我们把阴道避孕环取出、扔掉。仍然是间隔1周，等待月经结束之后，我们再换上一个新的。

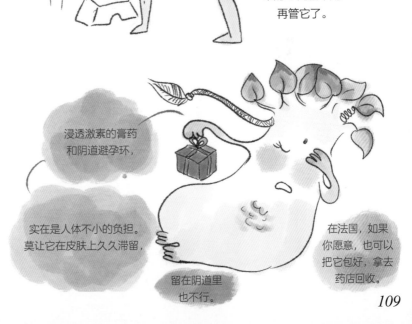

浸透激素的膏药和阴道避孕环，

实在是人体不小的负担。莫让它在皮肤上久久滞留，

留在阴道里也不行。

在法国，如果你愿意，也可以把它包好，拿去药店回收。

109

让我们聊聊：
避孕药的更新换代

避孕药的换代指所有的雌激素－孕激素避孕药，不区分它们具体的给药方式。

20世纪60年代面世的"第一代"避孕药中激素的含量非常大。

但是几年之后，人们发现"第三代"避孕药显著提高了使用者罹患**深静脉血栓**（在管径较大的深静脉中形成的血块，也就是静脉炎或肺栓塞）的风险，于是医生不再给病人开这种避孕药了——至少不会将其作为第一选择。

到了20世纪70年代，经过一系列改良后的"第二代"避孕药问世，其中新添加了孕激素成分。

到了20世纪80~90年代，实验室研发出了激素含量很小的"第三代"避孕药，其中含有更加有效的孕激素，能够减少雌激素的用量，并提高了耐受度。

需要明确的是，即使不使用避孕手段，一般人也有患深静脉血栓的风险。

但是这一风险是非常低的，大约10 000个女性中只会出现0.5例。

"第二代"避孕药会使得发病率上升到10 000人中2例。从数字来看，这一比例依旧不是特别高。

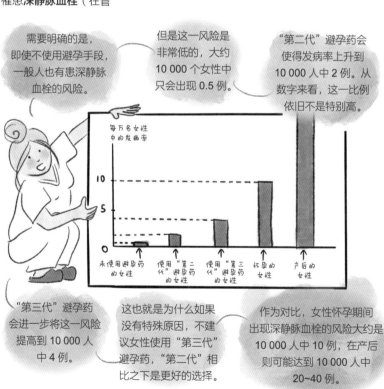

每万名女性中的发病率

10

5

0

未使用避孕药的女性　　使用"第二代"避孕药的女性　　使用"第三代"避孕药的女性　　怀孕的女性　　产后的女性

"第三代"避孕药会进一步将这一风险提高到10 000人中4例。

这也就是为什么如果没有特殊原因，不建议女性使用"第三代"避孕药，"第二代"相比之下是更好的选择。

作为对比，女性怀孕期间出现深静脉血栓的风险大约是10 000人中10例，在产后则可能达到10 000人中20~40例。

在开激素避孕药之前，医生需要评估你出现深静脉血栓的风险，
因此会询问你的个人健康情况和家族病史。

孕激素口服避孕药

与雌激素－孕激素避孕药不同，孕激素避孕药不含雌激素，
只含孕激素。

这种避孕药会作用于子宫内膜，使其变得不适宜怀孕。

它也会作用于宫颈黏液，使其阻挡精子的进入。

孕激素有不同的种类，有些孕激素可以阻止排卵，有些则不行。

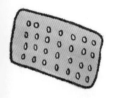
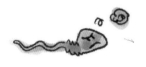
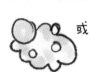

大多数使用这种避孕药的女性都不会再来月经，有月经的话量也会非常少。

还有一些女性会间歇性出血，医生称之为"点状出血"。

服用只含孕激素的避孕药不会增加深静脉血栓的患病风险（会造成这种后果的主要是雌激素）。

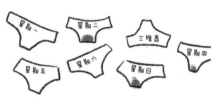

孕激素口服避孕药需要在每天的同一时间持续服用，不能间断。

如果一盒药吃完了，你就需要赶紧续上下一盒。

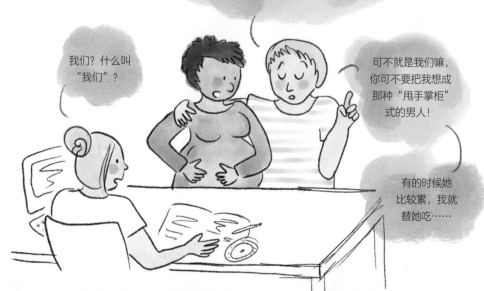

让我们聊聊：
吃避孕药需要戒烟吗？

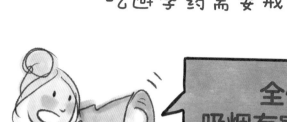

**全体注意：
吸烟有害健康！！！**

烟草和雌激素 – 孕激素避孕药叠加确实会增加静脉炎、肺栓塞、心脑血管疾病以及心肌梗死的患病风险。

⭐ **因此，不要在服用口服避孕药的同时吸烟。**

另外，吸烟本身也会加大许多疾病的患病概率。

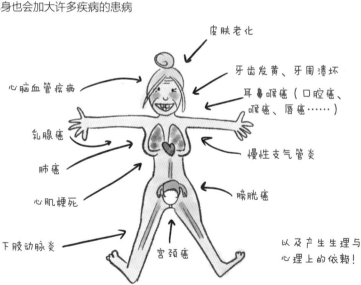

皮肤老化

牙齿发黄、牙周溃坏

耳鼻喉癌（口腔癌、喉癌、唇癌……）

心脑血管疾病

乳腺癌

肺癌

心肌梗死

下肢动脉炎

宫颈癌

慢性支气管炎

膀胱癌

以及产生生理与心理上的依赖！

在我眼里，该不该戒烟，答案是一目了然的。
（来自一个曾经的烟民的劝告！）

皮下埋植避孕棒

皮下埋植避孕棒（皮埋）是将一根大约火柴大小的塑料棒植入手臂皮下。它可以持续释放孕激素，有效期大约 3 年。

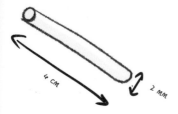

4 CM
2 MM

放置避孕棒的时候需要进行局部麻醉。

有些女性会停止月经，还有些会出现或多或少的间断性出血。

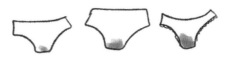

女性植入避孕棒后的月经出血情况是无法预测的。

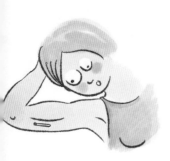

植入避孕棒最严重的并发症就是避孕棒出现移位。有的时候甚至能够移位至肺部。

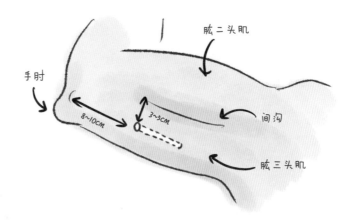

肱二头肌
手肘
8~10CM
3~5CM
间沟
肱三头肌

每万名埋植避孕棒的人中，大约会出现 3 例避孕棒移位至肺动脉的案例。这种情况极其罕见，但是一旦发生就会非常麻烦，需要动手术将异物清除。

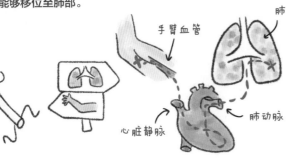

手臂血管
肺
心脏静脉
肺动脉

导致避孕棒移位的可能情况包括：避孕棒的植入位置过深、植入位置距离布满手臂大血管的间沟太近、突然的冲击、重复的动作、生理结构特殊等。

无论如何，皮下埋植避孕棒都是在理论上和实践中最有效的避孕方法。

理论有效率 99.9%
实际有效率 99.9%

宫内节育器

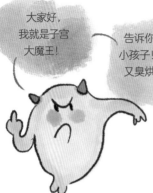

大家好，我就是子宫大魔王！

告诉你们，我不喜欢小孩子！小孩又哭又闹又臭烘烘，真是烦人透了！

现在让我向你们介绍我最喜欢的避孕手段：宫内节育器。

宫内节育器是一种放置在子宫腔内的避孕装置。

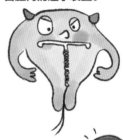

受过训练的妇科医生、助产士或专科医生都可以做宫内节育器的植入手术。这个手术是"盲做"的，也就是说操作者无法看到体内的情况，只能够依靠感觉行事。

如何放置宫内节育器？

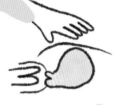

定位子宫位置。

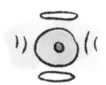

用扩阴器暴露宫颈，有时也会使用宫颈钳辅助探测位置。

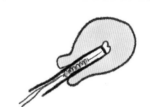

借助放置节育器的放置管，将节育器推送入宫腔。

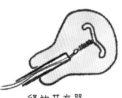

释放节育器。

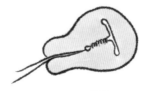

抽出放置管。

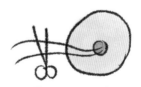

在保证尾丝部分超出宫颈的情况下，剪去多余尾丝。

如果宫内节育器的放置位置太深、太靠近子宫底部，就有可能引起子宫穿孔，然后导致宫内节育器进入腹中。

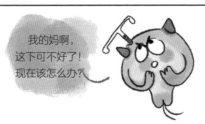

我的妈呀，这下可不好了！现在该怎么办？

此时必须进行全身麻醉，然后通过剖腹手术找回宫内节育器。

114

宫内节育器一共有两种，分别是铜制节育器和激素节育器。

铜制节育器通过以下两种机制达到避孕的效果。

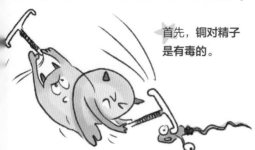

首先，铜对精子是有毒的。

另外，铜会引起子宫内膜局部炎症以阻止受精卵着床。当然，它也有副作用，就是会延长经期以及导致经血量增大。

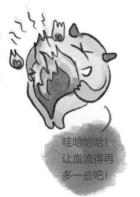

哇哈哈哈！让血流得再多一些吧！

激素节育器

激素节育器有一个小小的孕激素储藏装置，可以缓慢地、逐步地在局部释放孕激素。

效果一：**使宫颈黏液变得黏稠**，阻止精子通过。

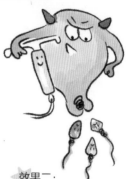

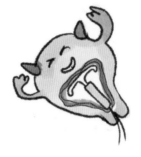

效果二：
使**子宫内膜变薄**，阻止受精卵着床。

结果：大多数女性都**不会再来月经或者只有极少量月经**。

宫内节育器的理论有效率和实际有效率都超过 99%。不过，没有任何一种避孕方法能够达到 100% 的完美效果，宫内节育器也不能例外。

宫内节育器主要是阻止受精卵的着床，但是并没有办法阻止受精卵的形成。如果你出现了月经推迟或其他怀孕的表现，请你先进行一下检测，你还是有可能怀孕的。

如果出现了这种情况，可能是一枚"神级"受精卵硬顶着节育器的避孕效果在子宫内成功着床。

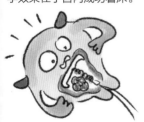

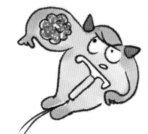

但同时，也不能排除宫外孕的可能。宫内节育器是没有办法阻止宫外孕的。我解释一下：受精 7 天之后，无论受精卵此时位于什么位置，它都必然要着床。如果受精卵无法到达子宫，那么它就会停留在输卵管内，然后就地着床：这就是宫外孕。

无论如何，如果你已经放置了宫内节育器，但还是测出了怀孕，请立刻前往医院就医，以确定受精卵的位置并做进一步打算。

什么时候？
等它派不上用场的时候！

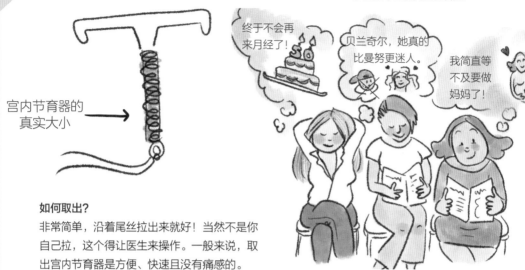

宫内节育器的真实大小 →

如何取出？
非常简单，沿着尾丝拉出来就好！当然不是你自己拉，这个得让医生来操作。一般来说，取出宫内节育器是方便、快速且没有痛感的。

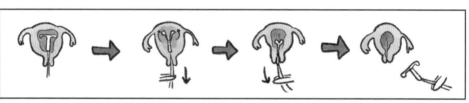

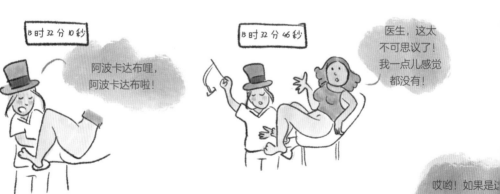

如果放置时尾线留得太短或宫内节育器发生了移位，医生可能就无法方便、快速、无痛地取出它了。医生要么使用一种特殊的钳子在子宫内探找，要么需要在子宫内置入一个宫腔镜寻找，然后尝试把宫内节育器取出来。这个操作需要在医院进行，还可能需要进行麻醉、上手术台。

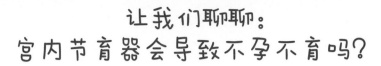

让我们聊聊：
宫内节育器会导致不孕不育吗？

曾经，人们以宫内节育器会导致不育为由，拒绝为年轻未生育的女性放置节育器。实际上这个说法是不准确的。

"宫内节育器是外来物体，如果引起了生殖道感染，使微生物在体内繁殖，再将其拿出是很麻烦的，痊愈也很困难。"这就是以前不建议年轻、未生育的女性使用宫内节育器的原因。

但这种说法很愚蠢，就相当于说年轻人都带着性病！这显然是完全错误的。

上生殖道感染（见第146页）可能导致输卵管受损，从而使生育能力受到影响。

实际上，宫内节育器本身并不危险，真正危险的是容易感染性传播疾病的**性生活方式**（性伴侣多并且无保护措施）！

一位未生育过的年轻女性如果性生活专一，那么她因使用宫内节育器而出现生殖道感染的概率是非常低的。因此，宫内节育器对这类女性来说是个合适的选择。

相反地，一位有多次生育史的女性如果正处于开放式关系中，有多个性伴侣，而且不做保护措施，那么她因为宫内节育器而出现生殖道感染的可能性就要大得多。因此，宫内节育器对她来说就不是一个合适的避孕措施。

20岁，正处于稳定、专一的异性恋关系中。

适合节育器

40岁，生育过3个孩子，有不止1个性伴侣，性行为无保护措施。

不适合节育器

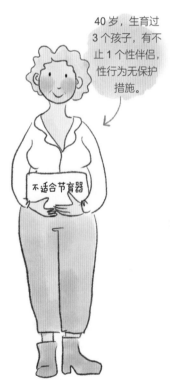

简而言之，20岁并不意味着不可以使用宫内节育器。
你在20岁（或者40岁）的时候采取的性生活方式才是影响你能否使用宫内节育器的关键因素。

古法避孕

"古法避孕"并非正式叫法，在现实生活中或妇产科医生之间也并没有人这么说（但是 20 世纪 70 年代的电影会使用这个词语），这是我自己对下面这些避孕方法的统称。

阴道隔膜

大家好，我这次来是为了参加"超级斗篷"的试镜，但是似乎这个角色已经选好人了……

阴道隔膜是在发生性关系之前，将其置于阴道深处宫颈口上的薄膜，能够阻挡精子的进入。

杀精剂

这是一类能够使精子失去活性甚至杀死精子的物质，一般呈乳液或圆珠状，需要放置于阴道深处

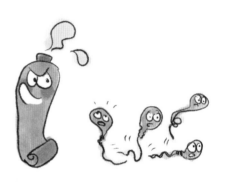

将阻断精子（阴道隔膜）和杀死精子（杀精剂）两种手段结合，可以达到更好的避孕效果。

★ 永久性的避孕措施：输卵管结扎术

如果你确定不想或不再想怀孕，你可以选择做输卵管结扎术。

这是一种通过腹腔镜进行的外科手术。

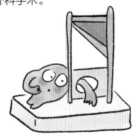

在输卵管峡部结扎，就相当于没有了精卵结合的场所，女性也就达到避孕的目的。

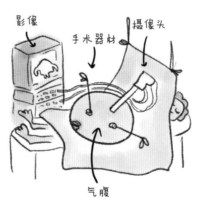

影像

手术器材

摄像头

气腹

建立气腹，置入摄像头和手术器材，然后剪去或扎住输卵管。

就好像这句法国俗话说的：

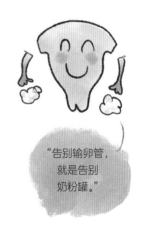

"告别输卵管，就是告别奶粉罐。"

让我们聊聊：
避孕会对性欲造成影响吗？

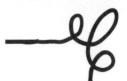

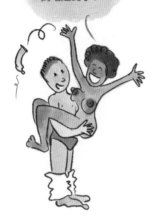

来吧亲爱的，我吃过药了！

这是个矛盾的问题：避孕药出现的意义就在于减轻非计划怀孕的压力、解放性生活，但是人们谴责它减弱了女性的性欲。

据我所知，没有任何一项科学研究明确表明，激素避孕药会对性欲产生负面影响，但是许多女性确实声称感受到了二者的联系。

造成性欲减退的原因有很多，拿避孕药做挡箭牌是最轻松的。

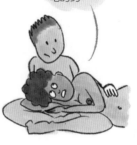

我不想要……你知道的，这是因为我吃的药……

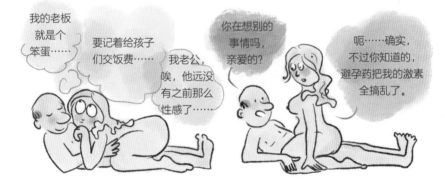

我的老板就是个笨蛋……

要记着给孩子们交饭费……

我老公，唉，他远没有之前那么性感了……

你在想别的事情吗，亲爱的？

呃……确实，不过你知道的，避孕药把我的激素全搞乱了。

如果你怀疑某种避孕药影响性欲，你完全可以更换避孕方式，看看性欲是否有所恢复。医生会帮助你的。

无论你选择什么样的避孕方式，最重要的是结果：
避免非计划怀孕，尽情享受性生活。

避孕究竟是不是男人的事情？

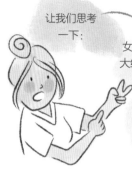

让我们思考一下：

女性在每个生理周期中大约有 5 天有生殖能力，

如果一个生理周期大致算一个月，那么每年就有 12 个周期，

女性从青春期到更年期，之间大约有 35 年。

女性一生中有生殖能力的天数也就是：

大约 2100 天。

但是男性每天都有生殖能力。

从青春期开始直到老年，男性的生殖能力能够持续 50 年，甚至更长。

男性一生中有生殖能力的天数也就是：

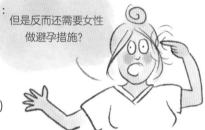

（约等于或大于）

18250 天，啊！

但是反而还需要女性做避孕措施？

要搞清楚男性避孕术是怎么回事，我们首先要回顾解剖学知识，
并理解一些精子发生（精子形成）的概念。

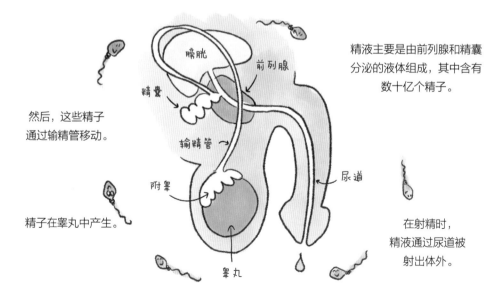

然后，这些精子通过输精管移动。

精子在睾丸中产生。

精液主要是由前列腺和精囊分泌的液体组成，其中含有数十亿个精子。

在射精时，精液通过尿道被射出体外。

膀胱

前列腺

精囊

输精管

尿道

附睾

睾丸

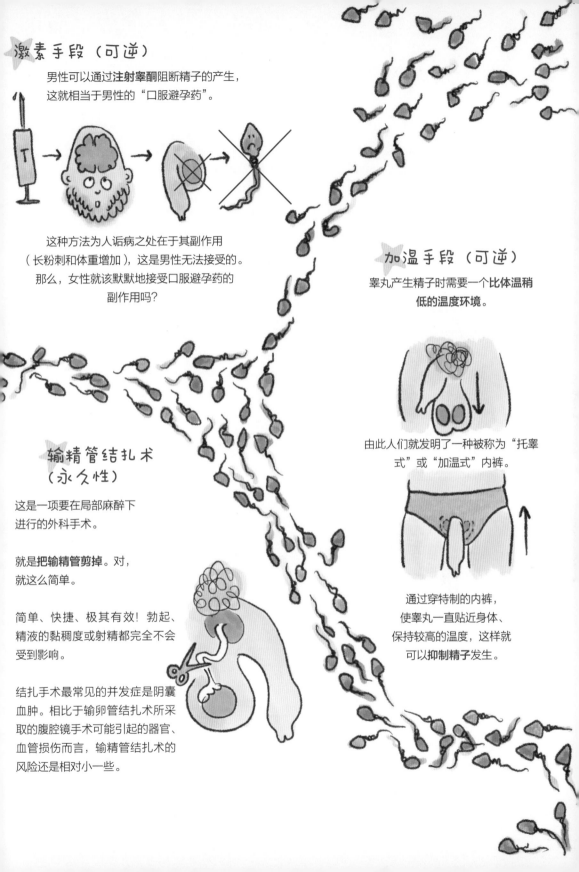

激素手段（可逆）

男性可以通过**注射睾酮**阻断精子的产生，这就相当于男性的"口服避孕药"。

这种方法为人诟病之处在于其副作用（长粉刺和体重增加），这是男性无法接受的。那么，女性就该默默地接受口服避孕药的副作用吗？

加温手段（可逆）

睾丸产生精子时需要一个比体温稍**低的温度环境**。

由此人们就发明了一种被称为"托睾式"或"加温式"内裤。

通过穿特制的内裤，使睾丸一直贴近身体、保持较高的温度，这样就可以**抑制精子**发生。

输精管结扎术（永久性）

这是一项要在局部麻醉下进行的外科手术。

就是**把输精管剪掉**。对，就这么简单。

简单、快捷、极其有效！勃起、精液的黏稠度或射精都完全不会受到影响。

结扎手术最常见的并发症是阴囊血肿。相比于输卵管结扎术所采取的腹腔镜手术可能引起的器官、血管损伤而言，输精管结扎术的风险还是相对小一些。

回顾与比较

避孕方法	实际有效率	理论有效率
皮下埋植避孕棒	99.9%	99.9%
输精管结扎术	99.8%	99.9%
激素节育器	99.8%	99.8%
输卵管结扎术	99.5%	99.5%
铜制节育器	99.2%	99.4%
阴道避孕环	92%	99.7%
口服避孕药	91%	99.7%
避孕膏药	91%	99.7%
阴茎避孕套	85%	98%
阴道隔膜	84%~88%	91%~94%
阴道避孕套	79%	95%
体外射精（不完全性交）	78%	96%
安全期避孕法	75%	95%
杀精剂	71%	82%

我的病人经常会问我：你自己用什么方法避孕？
实际上，我个人的选择没有什么参考价值。

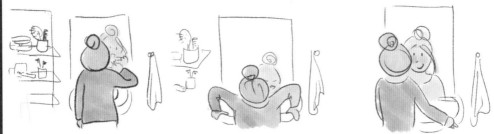

每个人都是不一样的，有着不一样的需求、不一样的欲望和不一样的生活。

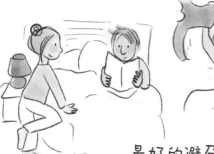 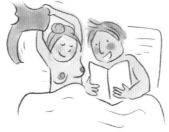 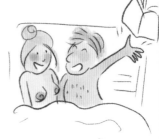

最好的避孕方式，需要你自己
为自己选择！

不过就我们家目前的情况来看，想要第四个孩子是不可能的……

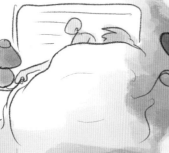

妈妈！！！
我口渴啦！！！

我做噩梦了，
我能来爸爸妈妈的床上睡吗？

嘎，嘎？
嘎！

我的三个儿子本身就是相当
有效的"避孕药"了！

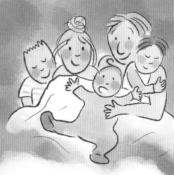

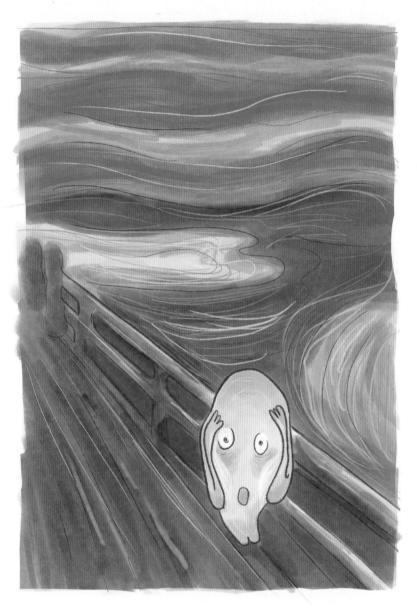

拒绝妇科病

拒绝妇科病

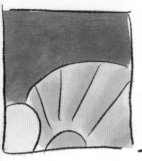
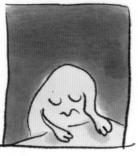
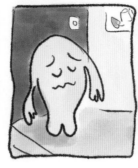
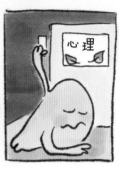

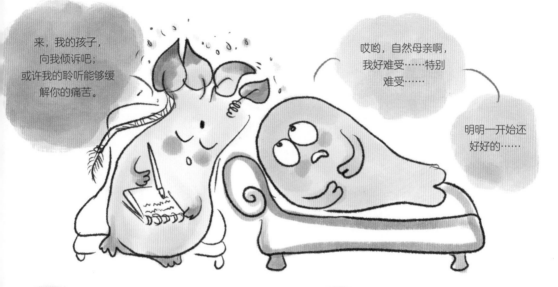

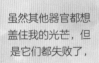
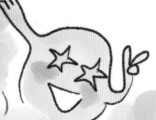
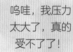
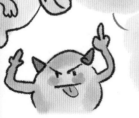
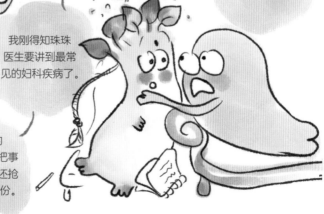

子宫肌瘤

20%~50% 的女性有子宫肌瘤问题，她们一般不会有明显不适。
但是有些情况下，子宫肌瘤也可能表现出症状。

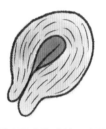 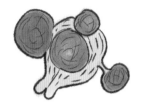 

子宫主要是由肌肉构成的。出于某些目前还不是很清楚的
原因，子宫肌肉非常容易产生**纤维小球**，也就是肌瘤。
这在非洲裔女性中更常见，并且发生的概率会随着年龄
增长而加大。

好消息：**子宫肌瘤通常不会癌变。**
它们有可能一直不被察觉到（无症状），
但也有可能引发一些不适。

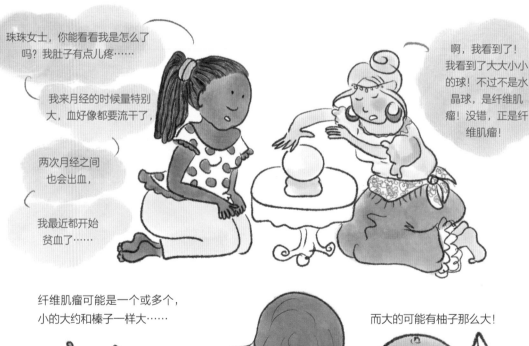

珠珠女士，你能看看我是怎么了
吗？我肚子有点儿疼……

我来月经的时候量特别
大，血好像都要流干了，

两次月经之间
也会出血，

我最近都开始
贫血了……

啊，我看到了！
我看到了大大小小
的球！不过不是水
晶球，是纤维肌
瘤！没错，正是纤
维肌瘤！

纤维肌瘤可能是一个或多个，
小的大约和榛子一样大……

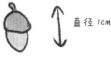

直径 1cm

（我知道，我画成了一个橡果，但
谁让橡果比榛子更好画呢！）

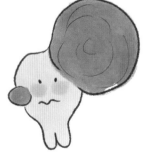

而大的可能有柚子那么大！

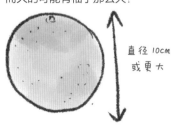

直径 10cm
或更大

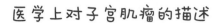

医学上对子宫肌瘤的描述

医生通过子宫肌瘤在子宫中的位置来描述它: 子宫前、后、左、中、右, 还会使用 0~7 级的分级标准。

3 级与 4 级
子宫肌壁间肌瘤: 完全位于子宫肌壁之内。

1 级与 2 级
黏膜下肌瘤: 向子宫内部生长。

5 级与 6 级
子宫浆膜下肌瘤: 向着子宫外生长。

0 级
宫腔肌瘤: 完全位于子宫腔内。

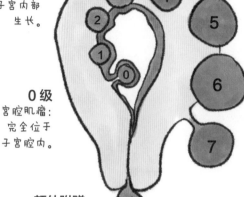

7 级
带蒂浆膜下子宫肌瘤: 几乎完全突出于子宫之外, 仅仅有一个蒂部与子宫体相连。

额外附赠
宫颈肌瘤: 打算收拾行李顺着阴道出去!

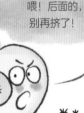

子宫肌瘤的位置和大小可能导致它们对周围器官造成影响。

子宫! 你总是这个样子, 对邻居没有丝毫尊重!

喂! 后面的, 别再挤了!

✳ 子宫后部的肌瘤会挤压直肠。

✳✳ 子宫前部的肌瘤会挤压膀胱。

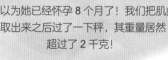

我曾经见过的最大的子宫肌瘤一直顶到了病人的肋骨, 外表看上去还以为她已经怀孕 8 个月了! 我们把肌瘤取出来之后过了一下秤, 其重量居然超过了 2 千克!

子宫肌瘤都是良性的，如果它没有影响病人的生活，
就可以不用治疗。

相信我，我可以是个
爆米花，只不过不是用
玉米做的，而是从子宫
变来的……

手术治疗

医生可以用**子宫肌瘤剔除术**（如
果只有一个肌瘤）或**多子宫肌瘤
切除术**（如果有多个肌瘤）去除
纤维肌瘤。

如果子宫肌瘤属于黏膜下子宫肌
瘤，医生就需要利用**宫腔镜手术**
去除纤维肌瘤。

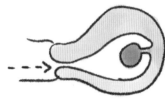

药物治疗

黄体酮或激素类药物
（促进凝血）可以减少
出血。

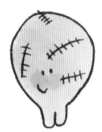

如果子宫肌瘤位于肌肉内或位于
浆膜下，我们就利用**腹腔镜手术**
从外面将其去除（也就是要打开
腹部）。这种手术会在子宫上留
下瘢痕。

子宫动脉栓塞术

医生沿着大腿的动脉送入
一根导管，然后一直向上进入
子宫的动脉。

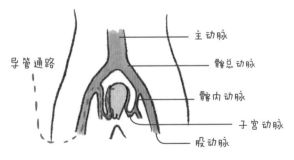

导管通路

主动脉

髂总动脉

髂内动脉

子宫动脉

股动脉

一旦到达目标位置，医生就会送
进去一个能够**堵住血管**的物体，
这样就可以减少子宫的供血，使
纤维肌瘤慢慢消散。

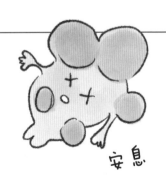

安息

如果子宫因肌瘤而膨胀得太大或子
宫肌瘤太多，医生会直接将子宫整
个切除，这就是全子宫切除术。

子宫息肉

这种小小的赘生物同样也很常见，大小从西瓜子般到蚕豆般不等。

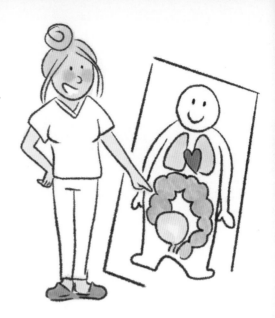

息肉生长在天然腔体（比如肠、膀胱或子宫）的黏膜上。这也是**一种良性肿瘤**……

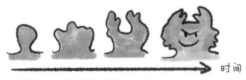

时间

……**但是存在癌变的可能。**

这也就是为什么医生一旦发现了息肉，就得赶快把它除掉。

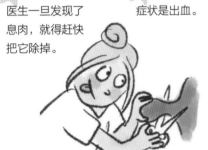

子宫息肉最常见的症状是出血。

有的时候息肉会长出子宫，医生能通过扩阴器看到。

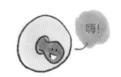

嗨！

我们称其从宫颈突出的息肉。

这种息肉还可以通过超声波检查出来，并利用宫腔镜来确认其存在。将其取出之后，医生还需要分析它是否是良性的。

宫腔镜的使用方法

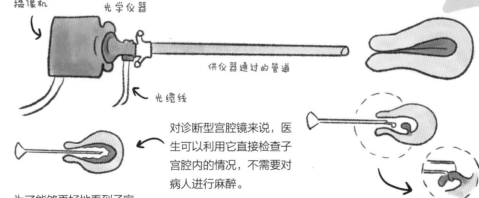

摄像机

光学仪器

供仪器通过的管道

光缆线

对诊断型宫腔镜来说，医生可以利用它直接检查子宫腔内的情况，不需要对病人进行麻醉。

为了能够更好地看到子宫腔内的情况，医生会用液体将其扩大。

医生如果需要取出某些组织，那么这个时候就需要用到手术型宫腔镜了。此时，病人一般需要进行全身麻醉。

子宫内膜异位症

子宫内膜异位症是一种非常常见的疾病（大约每 10 位女性中就有 1 例），其主要症状是盆腔疼痛。曾经很长一段时间内，人们对这种疾病都缺乏足够的认知。不过现在它逐渐受到更多的关注，这是个很好的趋势。

这种疾病主要是**子宫内膜组织出现在子宫体之外**导致的。这些黏膜细胞就算离开了子宫，也依然受到激素周期的调控。因此，在经期，它们无论在哪儿都会流血……

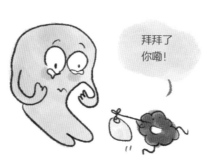

拜拜了你嘞!

腹部的出血会引起**炎症和疼痛**。根据子宫内膜病变的位置不同，症状也各种各样：可能完全没有感觉，可能痛到连动都动不了，还有可能出现不孕不育或泌尿、生殖或消化问题。

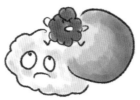

子宫内膜组织可能出现在卵巢上，并引起"**巧克力囊肿**"（卵巢子宫内膜异位症）。

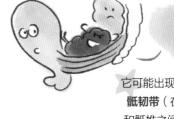

这吊床真带劲!

它可能出现在**子宫骶韧带**（在子宫和骶椎之间）上。

实际上，子宫内膜组织可能出现在**腹部的任何位置**。

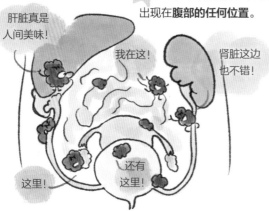

肝脏真是人间美味!

我在这!

肾脏这边也不错!

这里!

还有这里!

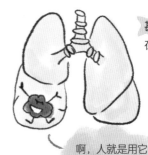

甚至还可能出现在**肺部**!

啊，人就是用它呼吸的呀!

有人认为子宫内膜异位症是经血逆流进入输卵管的结果。

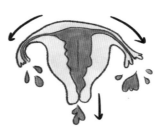

但实际上，这是一种多因素疾病，遗传因素和环境因素都会导致发病。

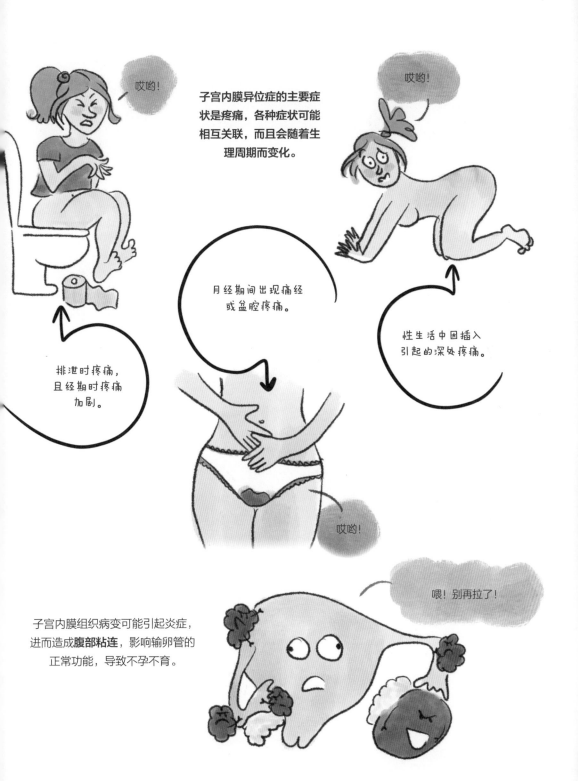

子宫内膜异位症的主要症状是疼痛，各种症状可能相互关联，而且会随着生理周期而变化。

月经期间出现痛经或盆腔疼痛。

排泄时疼痛，且经期时疼痛加剧。

性生活中因插入引起的深处疼痛。

子宫内膜组织病变可能引起炎症，进而造成**腹部粘连**，影响输卵管的正常功能，导致不孕不育。

子宫内膜异位症的一大特点就是
每个人的症状轻重都有所不同。

甚至对同一个人来说，
每天的症状都可能不太一样。

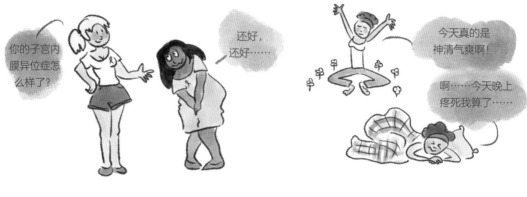

还好，还好……

你的子宫内膜异位症怎么样了？

今天真的是神清气爽啊！

啊……今天晚上疼死我算了……

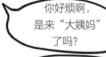

身边众人的不理解
也往往让人难以应对。

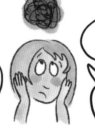

你好烦啊，是来"大姨妈"了吗？

哎哟，来"大姨妈"哪有不疼的，大家都是这样的。

那位啊，她没有一天不抱病喊痛的……

什么？又要拿肚子疼请假啊？

懒虫！

平时太娇惯了吧！

大家普遍认为来月经的时候肚子疼很正常。

确实，轻微的疼痛、不适确实没什么不正常的。

但是，如果疼痛已经严重到影响人的"正常"生活，那么它就是不正常的。

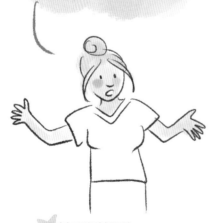

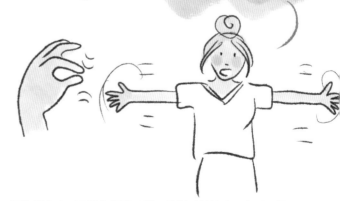

**疼痛如果极其强烈，
甚至疼得无法动弹，
请一定要主动就医。**

医生首先会对你进行问诊，做一些基础的检查，之后可能需要你去做进一步的盆腔超声波检查。在某些情况下，你可能还需要再做磁共振检查或咨询专科医生。

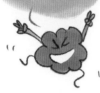

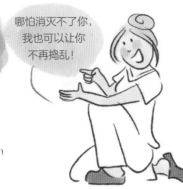

哈哈，就算是你做了检查又能怎么样？你根本没办法消灭我！

哪怕消灭不了你，我也可以让你不再捣乱！

针对子宫内膜异位症造成的疼痛，首选的治疗手段就是阻断正常的生理周期，也就是利用激素使得月经消失。对大多数病人来说，服用雌激素－孕激素的口服避孕药、使用激素节育器或单独服用黄体酮都可以减轻疼痛。

病人也可以及时服用止疼药或消炎药。

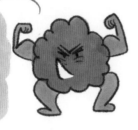

我不在乎，很多时候我可是非常难缠的，区区一期治疗根本奈何不了我。

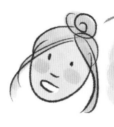

此时，你就需要咨询专科医生，在那里你会进行更深入的检查，并获知进一步的诊疗方法。

如果子宫内膜异位症的情况比较严重，它就可能影响到消化道或尿道，此时就需要外科手术的介入了。在子宫内膜异位症手术中，医生会首先定位病变组织，然后将其取出。这类手术有一定难度，必须由有经验的医生处理。

如果子宫内膜异位症引起了神经性疼痛，那么接受神经方面的治疗或服用抗抑郁的药物也能起到缓解疼痛的效果。

最后，子宫内膜异位症和所有会引起长期疼痛的疾病一样，我们可以通过一些整体性的疗法缓解其症状。

打太极拳、做冥想、练习放松技巧或跳舞都能够帮助病人更好地缓解疼痛。

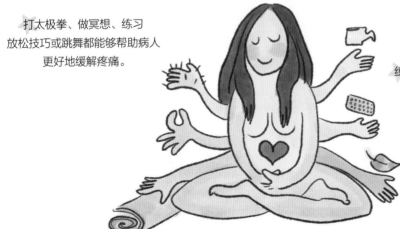

练瑜伽、做针灸或接受正骨疗法也能有效缓解疼痛。

子宫腺肌病

子宫腺肌病有点儿类似发生在子宫内部的子宫内膜异位症。这是一种相对温和的疾病，在有多次生育史的 40~50 岁女性中较为多发。

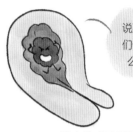

说到底，我们也没有那么坏啦！

黏膜（子宫内膜）移位到了子宫肌层内，形成了一个个"小岛"。

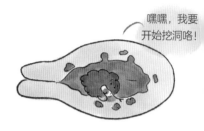

嘿嘿，我要开始挖洞咯！

这会造成**月经经血量增大**并引起腹痛。

在绝经期之后，子宫腺肌病的症状就会消失。

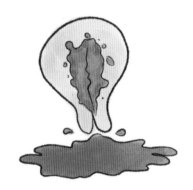

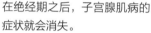

这就是生活啦。

诚然，这种疾病虽然相对温和，但是它也可能让人非常痛苦。
如果病人的症状比较明显，渴望缓解痛苦，医生也有对应的诊疗方案。

首选的治疗手段是**在子宫内放入激素节育器**，它可以通过影响黏膜来减少出血。

此外，治疗手段还有外科手术，例如通过宫腔镜、腹腔镜等器械来切除病灶，一了百了地解决问题！

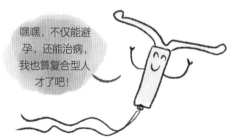

嘿嘿，不仅能避孕，还能治病，我也算复合型人才了吧！

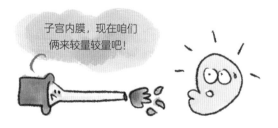

子宫内膜，现在咱们俩来较量较量吧！

病人也可以接受其他的激素疗法。

卵巢囊肿

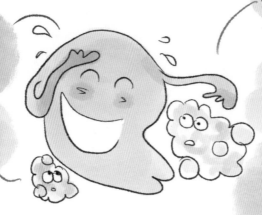

太好了，终于轮到你了，卵巢。我可以松口气了！

呃，实际上，我们可没有你之前那么复杂的心路历程。

我们就是很大方、很自然地把我们的问题和大家聊一聊。

比如说，囊肿就是一个充满了液体或半液体的小腔，外面覆有一层囊壁，一般形成于器官或组织之中。

卵巢囊肿可能是无症状的；如果有症状，则以盆腔疼痛为主。

功能性囊肿

复习一下，每个生理周期中都会有一个小小的卵泡发育成主导卵泡，

随后主导卵泡破裂并释放卵子。

卵泡本身则发育成黄体。

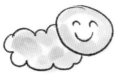

但有的时候，卵泡会变得特别大，但一直不破裂。这时它就变成了囊肿。

医生之所以将其称为"功能性"囊肿，是因为它的形成和卵巢的正常功能有关。

器质性囊肿

器质性囊肿的结构可能很**简单**（一个充满液体的腔），也可能非常**复杂**（腔和组织混杂在一起）。这种囊肿可能是**恶性**的，也可能是**良性**的。有些囊肿非常好认，比如：

子宫内膜异位囊肿

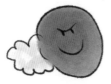

这是一种从子宫内膜发育来的囊肿，内部充满血液……

皮样囊肿

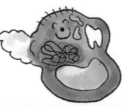

从未分化的细胞发育而来，可能包含脂肪、毛发甚至牙齿。

卵巢癌

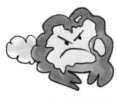

这是一种罕见且隐蔽的严重疾病（初期几乎没有症状）。在确诊时，这种疾病往往发展到一定阶段了。

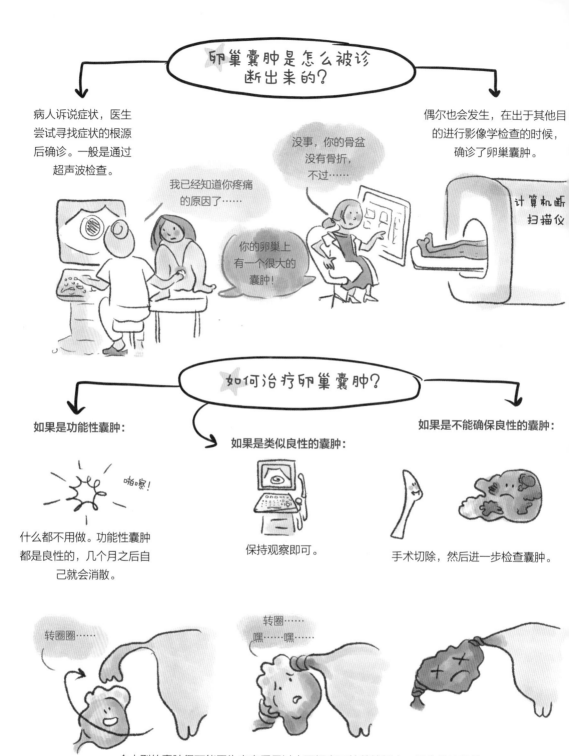

卵巢囊肿是怎么被诊断出来的？

病人诉说症状，医生尝试寻找症状的根源后确诊。一般是通过超声波检查。

偶尔也会发生，在出于其他目的进行影像学检查的时候，确诊了卵巢囊肿。

我已经知道你疼痛的原因了……

你的卵巢上有一个很大的囊肿！

没事，你的骨盆没有骨折，不过……

计算机断层扫描仪

如何治疗卵巢囊肿？

如果是功能性囊肿：

咔嚓！

什么都不用做。功能性囊肿都是良性的，几个月之后自己就会消散。

如果是类似良性的囊肿：

保持观察即可。

如果是不能确保良性的囊肿：

手术切除，然后进一步检查囊肿。

转圈圈……

转圈……嘿……嘿……

一个大型的囊肿很可能因为自身重量过大而把自己转着缠起来，还会带动卵巢、输卵管以及相应的血管一起转动。这种情况会引起病人极大的痛苦，需要立刻进行手术。如果不立刻解开缠住的部分，卵巢就会因缺血而坏死。

多囊卵巢综合征

这是一种常见的疾病，大约 10% 的女性都受此病困扰。
我希望之后它可以像子宫内膜异位症那样获得足够的关注。

首先，我们要先说一下多囊卵巢综合征这个名称。它的发现和命名来自 20 世纪 30 年代左右的一场手术观察。

不过实际上，那并不是囊肿，而是**卵泡**。我们本应该叫它"多卵泡卵巢综合征"，但是人们并没有这样做。

加斯东，快看！
她的卵巢上全都是
小囊肿……

那我们就直接管
这种病叫多囊卵巢
综合征吧！

好吧……

人们对多囊卵巢综合征的关注还远远不够！

目前多囊卵巢综合征的致病原因还不是很清楚，它是一种多因素疾病。

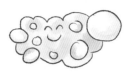

基因因素

卵巢自身的功能异常

多囊卵巢
综合征

环境因素

运动　　饮食　　环境污染

 一般来说，每个生理周期中会出现十余个卵泡。

但是对多囊卵巢综合征来说，卵泡的数量奇多，导致周期和激素都出现了紊乱。

139

如果病人有以下三种症状中的两种，就需要考虑患多囊卵巢综合征的可能性了。

1. **月经不调：**月经不规律、月经过少，甚至闭经，
   这些症状都与排卵异常有关。

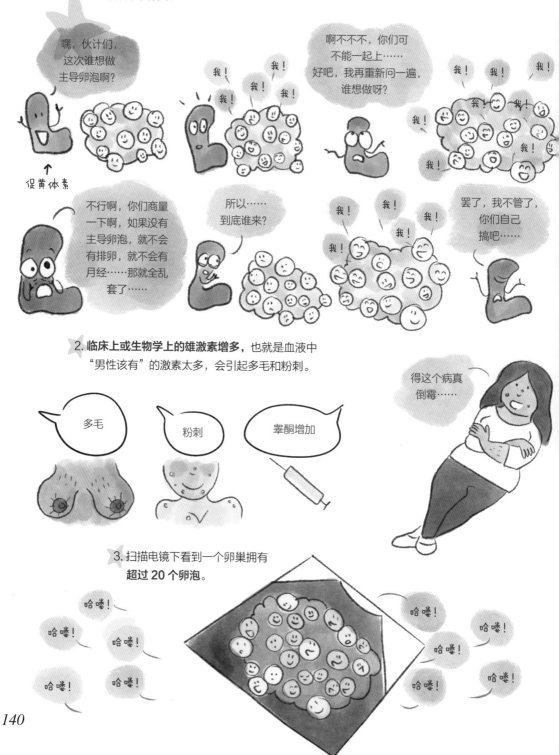

2. **临床上或生物学上的雄激素增多，**也就是血液中
   "男性该有"的激素太多，会引起多毛和粉刺。

3. 扫描电镜下看到一个卵巢拥有
   超过 20 个卵泡。

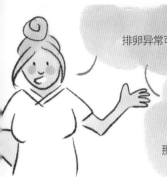

排卵异常可能导致不孕不育。

这很好理解，如果一个女性一年只排卵 3 次，且无法预测具体时间，那么她这一年中只有 3 次微小的机会可以受孕。

月经不调、粉刺、多毛、无法生育……就这些了吗？

呃，当然不是！

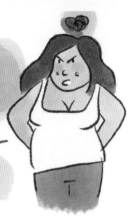

多囊卵巢综合征还与超重和肥胖有关。另外，它还可能提高女性患糖尿病和心脑血管疾病（如肺动脉高压、心肌梗死）的风险。

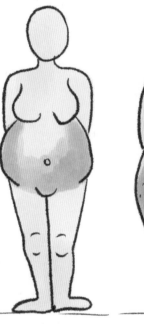

脂肪堆积在腹部的"雄性"肥胖或"苹果"形身材

这是一种**特殊的肥胖**，主要会造成腹部脂肪堆积。对女性来说，脂肪的堆积位置一般是在臀部和大腿上。

脂肪堆积在臀部的"雌性"肥胖或"梨"形身材

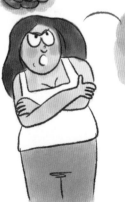

好啦，我都懂啦！我们换个话题好吗！

别急，还有一件事情：患多囊卵巢综合征会增大患子宫内膜癌的风险。

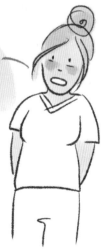

好啦，我们对多囊卵巢综合征的情况有了一个整体的了解，现在我们可以聊聊如何应对这种疾病了。

多囊卵巢综合征在每位女性身上的表现都有所不同。有些女性可能没有明显的不适，也能够平安生育健康的宝宝；但是对另一些女性来说，得了这个病之后，各种各样的症状都集全了。

对于有超重或肥胖情况的多囊卵巢综合征病人，最基本的疗法就是保持健康的生活方式。

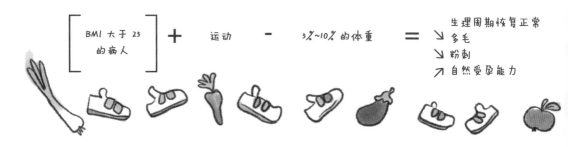

问题在于，这些病人相对而言更难减重。

对 BMI 小于 25 的病人来说，减重是无法缓解症状的。

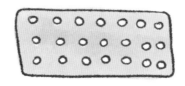

首选的药物治疗方法是服用雌激素 – 孕激素口服避孕药，这能够阻止卵巢的异常运转。

此外还有其他的治疗方法，尤其是治疗不孕不育的方法，病人可以详细咨询专家。

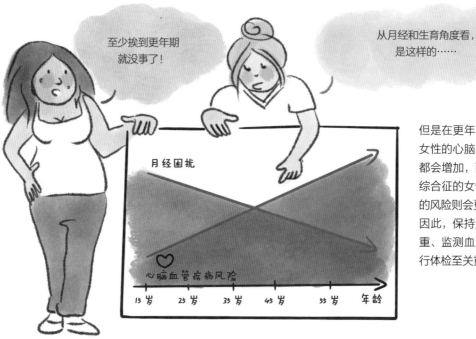

但是在更年期之后，所有女性的心脑血管疾病风险都会增加，而得多囊卵巢综合征的女性患相关疾病的风险则会更高。

因此，保持运动、控制体重、监测血压，并定期进行体检至关重要。

生殖道感染

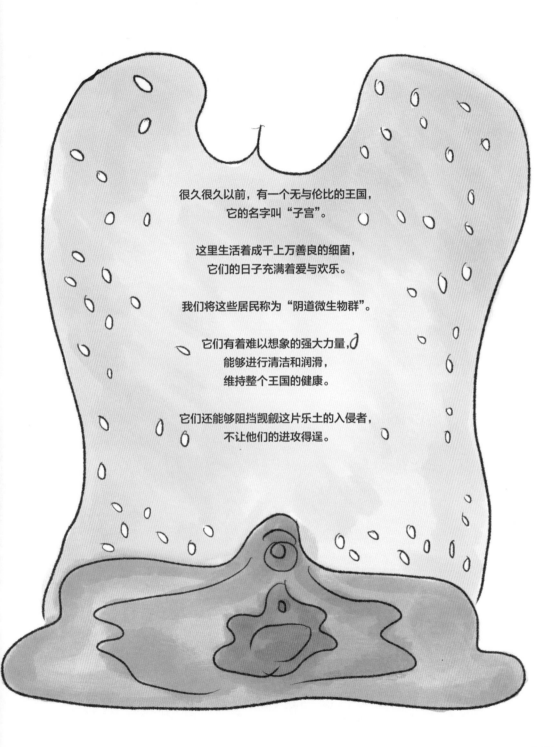

很久很久以前，有一个无与伦比的王国，
它的名字叫"子宫"。

这里生活着成千上万善良的细菌，
它们的日子充满着爱与欢乐。

我们将这些居民称为"阴道微生物群"。

它们有着难以想象的强大力量，
能够进行清洁和润滑，
维持整个王国的健康。

它们还能够阻挡觊觎这片乐土的入侵者，
不让他们的进攻得逞。

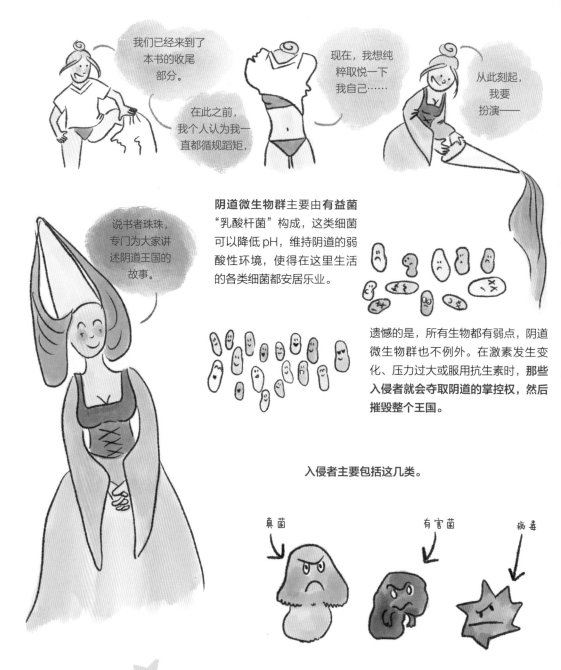

我们已经来到了本书的收尾部分。

在此之前，我个人认为我一直都循规蹈矩，

现在，我想纯粹取悦一下我自己……

从此刻起，我要扮演——

说书者珠珠，专门为大家讲述阴道王国的故事。

阴道微生物群主要由**有益菌**"乳酸杆菌"构成，这类细菌可以降低 pH，维持阴道的弱酸性环境，使得在这里生活的各类细菌都安居乐业。

遗憾的是，所有生物都有弱点，阴道微生物群也不例外。在激素发生变化、压力过大或服用抗生素时，那些**入侵者就会夺取阴道的掌控权，然后摧毁整个王国。**

入侵者主要包括这几类。

真菌　　有害菌　　病毒

当这些入侵者占领了阴道王国，引起了分泌物异常、阴道疼痛或瘙痒时，我们将这种情况称为：

下生殖道感染。

144

阴道王国的诸多入侵者中，最常见、最阴魂不散的一位，就是真菌"白色念珠菌"。

念珠菌属嗜好潮湿温热的环境，如脚趾间或乳房下缘等容易出汗之处，以及黏膜部位（如口腔黏膜）。

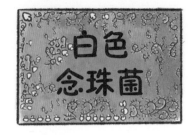

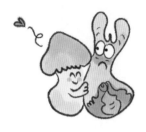

但是，白色念珠菌最喜欢的还是阴道。

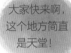

大家快来啊，这个地方简直是天堂！

白色念珠菌会抓住一切机会在阴道驻扎下来！

服用抗生素或近期压力稍大，结果就是……报！真菌感染兵临城下！

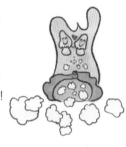

阴道感染白色念珠菌后，会产生凝乳状或豆腐渣状的白色分泌物，病人的阴道还会产生难以抑制的**瘙痒感**。

阴道王国另一位危险的有害菌敌人是：阴道加德纳菌。

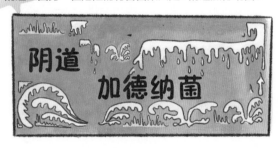

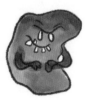

它更像是生活在王国底层的乞讨者……始终住在阴道内，四处藏匿，不断被驱逐……

只要阴道微生物群出现了一丁点儿的不平衡，它就会把握住这个机会**快速繁殖、提高阴道内的 pH**，使病人出现灰色的并伴有烂鱼腥臭味的分泌物——没错，我就是这么形容的……虽然感染阴道加德纳菌并非染上一种性传播疾病，但是性交可以加速它的繁殖过程，因为摩擦和碱性的精液都能够帮助它更快地占领阴道。

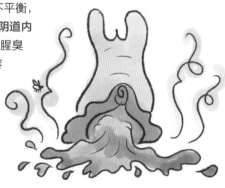

这种细菌如果占领阴道就会造成"**细菌性阴道病**"。这些坏蛋如果感染了非妊娠期女性的阴道，可能不会造成严重后果；但如果孕妇感染了这种细菌，那么早产的风险将大大提高。

有时候，有些入侵者还会把魔爪伸向邻国，如子宫（造成子宫内膜炎）或
输卵管（造成输卵管炎）。这时候，我们将这种情况称为：

上生殖道感染。

这些入侵者包括阴险
狡猾的"**沙眼衣原体**"。

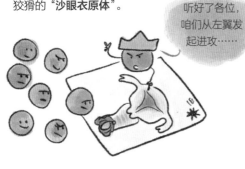

它通过性途径到达阴道王国。

这种微生物微小、**隐蔽**，可以无声无
息地感染整个生殖道。如果病人没有
及时接受治疗，它就可能造成**输卵管
堵塞，进而损害自然受孕能力。**

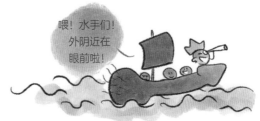

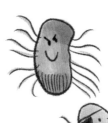

大肠埃希菌（俗称大肠杆菌）则远没有
这么隐蔽，它造成的上生殖道感染会引
起明显的症状，如高热和腹痛。

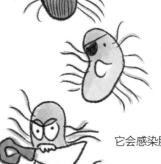

大肠埃希菌是个贪婪的海盗，时刻对
新的领土垂涎三尺。

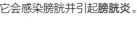

它会感染膀胱并引起**膀胱炎**。

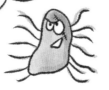

它从自己的大本营——消化道出发，
前去征服输卵管或膀胱。

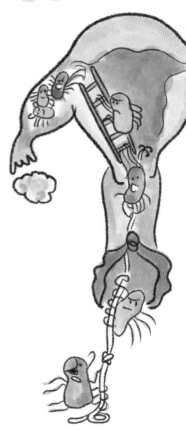

146

性传播疾病

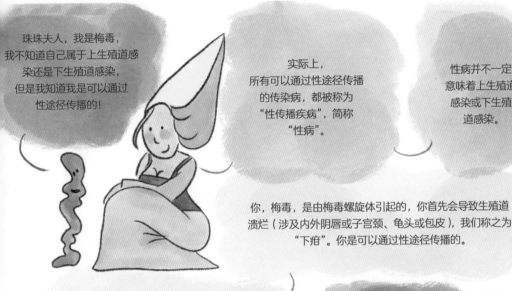

珠珠夫人，我是梅毒，我不知道自己属于上生殖道感染还是下生殖道感染，但是我知道我是可以通过性途径传播的！

实际上，所有可以通过性途径传播的传染病，都被称为"性传播疾病"，简称"性病"。

性病并不一定意味着上生殖道感染或下生殖道感染。

你，梅毒，是由梅毒螺旋体引起的，你首先会导致生殖道溃烂（涉及内外阴唇或子宫颈、龟头或包皮），我们称之为"下疳"。你是可以通过性途径传播的。

因此，你的确是一种性病。如果病人没有采取正确的治疗方法——应该使用抗生素治疗——那么你可以在体内停留多年，引起皮疹，甚至损害心脏和大脑等重要器官。

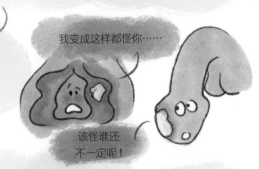

我变成这样都怪你……

该怪谁还不一定呢！

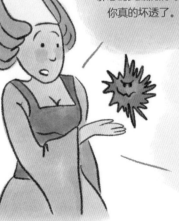

至于你，邪恶的艾滋病病毒，你真的坏透了。

你可以通过血液或性途径传播，但是可能并不引起生殖道感染。你会直接感染全身，而且一旦感染便无法消除。

我们可以通过服用抗病毒药物阻止你的进一步发展，但是截至目前，人们还不知道该如何将你清除。

最开始，我们只当你造成了一场小小的感冒，而你会攻击人体的免疫防线，引起免疫缺陷病，并最终导致严重的感染和癌症。

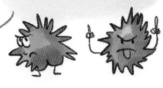

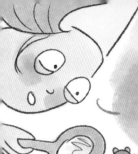

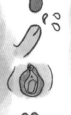

还有你，乙型肝炎病毒，别躲了，我看到你了！你可以通过人体的各种体液进行传播！

10 个感染的人中有 9 个都可以自愈，但是毕竟还有 1 个人会被你入侵肝脏，导致肝硬化和肝癌。

让我们聊聊：丙型肝炎是性病吗？

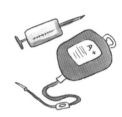

丙型肝炎主要通过**血液途径**传播，共用污染的医疗器械（如注射器）或输血中使用了被污染的血源都可能导致丙型肝炎病毒的传播。

丙型肝炎病毒能否通过性途径传播尚未可知，但是其风险不能排除。

大约 10% 的丙型肝炎病人的感染源尚不清晰。

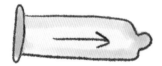

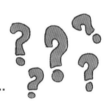

也许，丙型肝炎不是一种性病……
不过，怎么小心防范都不为过！

打断一下，珠珠女士，我有点儿晕了……你能不能重复一下，哪些是上生殖道感染，哪些是下生殖道感染，哪些是性传播疾病，哪些又不是呢？

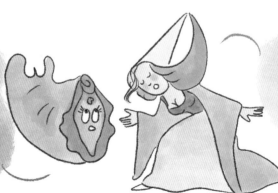

多谢提醒，朋友，这可得做一个小图表……

我们把这一大长串不讨人喜欢的东西归纳一下：

微生物	下生殖道感染	上生殖道感染	传播途径
白色念珠菌	V	X	长期存在，利用菌群不平衡的时机感染
阴道加德纳菌	V	X	长期存在，利用菌群不平衡的时机感染
沙眼衣原体	V	V	性途径
大肠埃希菌	+/-	V	从消化道而来
梅毒螺旋体	V	+/-	性途径
艾滋病病毒	X	X	性途径、血液途径
乙型肝炎病毒/丙型肝炎病毒	X	X	血液途径、唾液、性途径（不排除）……
淋病奈瑟球菌	V	X	性途径

不同的感染有着不同的应对疗法：真菌感染使用抗真菌剂，细菌感染使用抗生素，病毒感染使用抗病毒药物；既有只用于阴道的局部药物，也有口服或注射的全身药物。

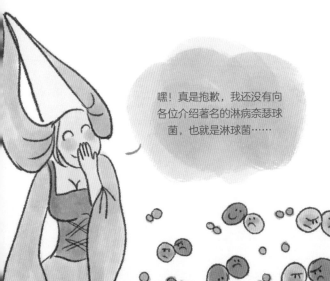

嘿！真是抱歉，我还没有向各位介绍著名的淋病奈瑟球菌，也就是淋球菌……

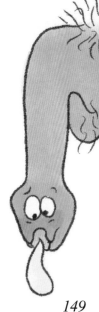

这是一种通过性途径传播的细菌，会使阴茎或阴道出现黄色分泌物。感染者排尿时伴有灼烧感。

从前，我们管这种细菌引起的病叫"花柳病"。不过好消息是，我们现在已经可以利用抗生素很好地治疗这种疾病了。

如何保持阴道的
平衡和健康？

养成使用干净的水和中性肥皂清洗外阴的习惯。

不要使用花洒直接冲洗阴道。

清洗外阴不要太频繁。

选择棉质内裤和宽松的衣物，
以减少摩擦。

注意休息，保持心情愉悦。

及时减轻压力。

除非万不得已，少用抗生素。

阴道微生物群失调时，选用
益生菌进行调理。

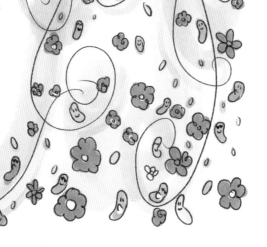

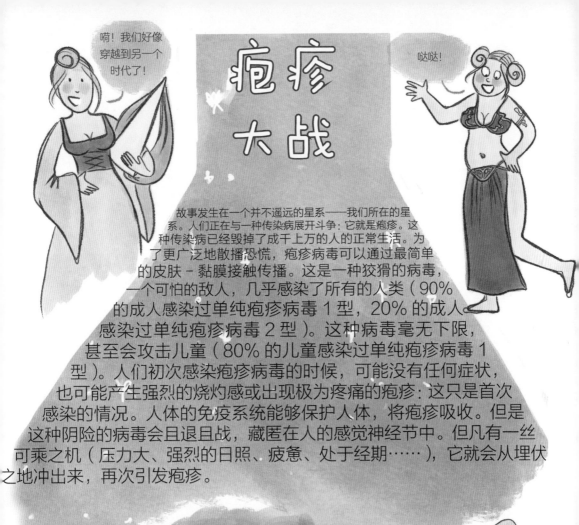

疱疹大战

嗬！我们好像穿越到另一个时代了！

哒哒！

故事发生在一个并不遥远的星系——我们所在的星系。人们正在与一种传染病展开斗争：它就是疱疹。这种传染病已经毁掉了成千上万的人的正常生活。为了更广泛地散播恐慌，疱疹病毒可以通过最简单的皮肤－黏膜接触传播。这是一种狡猾的病毒，一个可怕的敌人，几乎感染了所有的人类（90%的成人感染过单纯疱疹病毒1型，20%的成人感染过单纯疱疹病毒2型）。这种病毒毫无下限，甚至会攻击儿童（80%的儿童感染过单纯疱疹病毒1型）。人们初次感染疱疹病毒的时候，可能没有任何症状，也可能产生强烈的烧灼感或出现极为疼痛的疱疹：这只是首次感染的情况。人体的免疫系统能够保护人体，将疱疹吸收。但是这种阴险的病毒会且退且战，藏匿在人的感觉神经节中。但凡有一丝可乘之机（压力大、强烈的日照、疲惫、处于经期……），它就会从埋伏之地冲出来，再次引发疱疹。

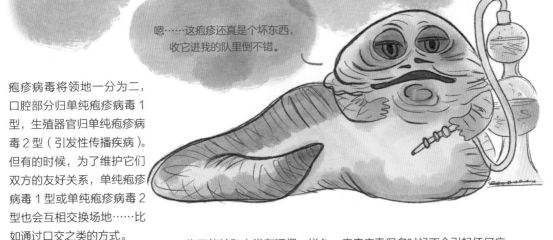

嗯……这疱疹还真是个坏东西，收它进我的队里倒不错。

疱疹病毒将领地一分为二，口腔部分归单纯疱疹病毒1型，生殖器官归单纯疱疹病毒2型（引发性传播疾病）。但有的时候，为了维护它们双方的友好关系，单纯疱疹病毒1型或单纯疱疹病毒2型也会互相交换场地……比如通过口交之类的方式。

为了能够和人类存活得一样久，疱疹病毒很多时候不会引起任何症状，以至于携带者自己都不知道自己有传染性……

让我们聊聊：有新的性伴侣时 需要佩戴避孕套吗？

当然！

当然！

当然！

当然！

当然！

当然！

当然！

当然！

无论你的生理或心理性别如何，无论你采用什么样的性行为方式，这几乎是唯一一种可以预防性病传播的方法。

我知道我之前已经提过这一点了。但是避孕套真的是太重要了，它值得在最后一页（几乎是最后一页）再重新出现一次！

前庭大腺炎

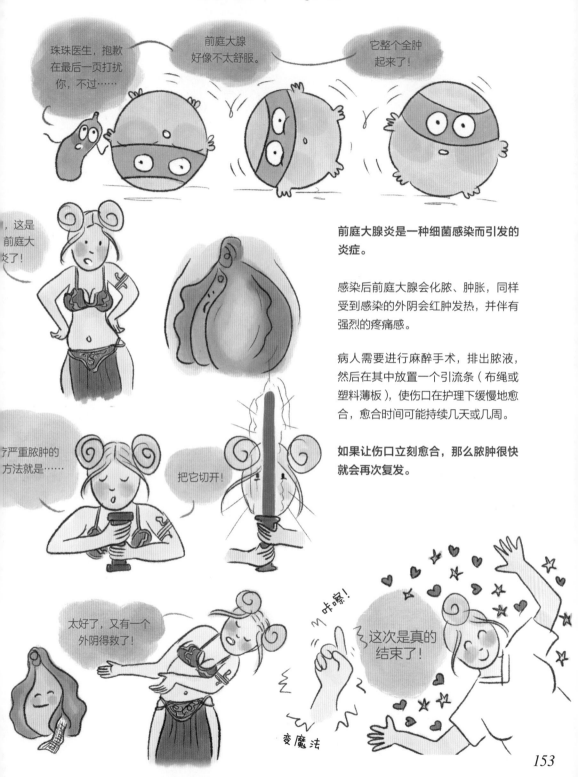

珠珠医生，抱歉在最后一页打扰你，不过……

前庭大腺好像不太舒服。

它整个全肿起来了！

，这是前庭大炎了！

前庭大腺炎是一种细菌感染而引发的炎症。

感染后前庭大腺会化脓、肿胀，同样受到感染的外阴会红肿发热，并伴有强烈的疼痛感。

病人需要进行麻醉手术，排出脓液，然后在其中放置一个引流条（布绳或塑料薄板），使伤口在护理下缓慢地愈合，愈合时间可能持续几天或几周。

如果让伤口立刻愈合，那么脓肿很快就会再次复发。

疗严重脓肿的方法就是……

把它切开！

太好了，又有一个外阴得救了！

咔嚓！

这次是真的结束了！

变魔法

致谢

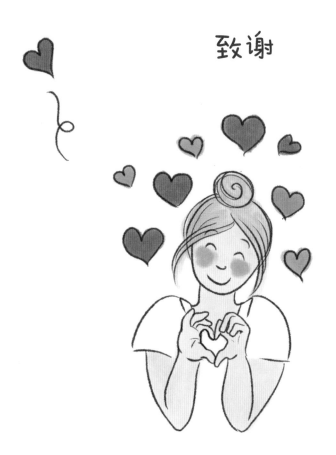

感谢我的两位编辑阿琳和桑德拉，我们快速地建立了友好的关系（我甚至想说是一见钟情！）。面对第一次创作绘本这样大的挑战，二位的帮助给了我最大的支持。

感谢福斯特出版社的出版团队：莉萨、阿奈和伊洛斯，以及所有那些我不认识但为了这本书付出过辛勤工作的人。当然还要感谢毛加尼设计公司的韦罗妮卡。

还要感谢 B 小姐，或者，更为人所知的名字布丽吉特·勒通布，妇产科知名专家：我珍视与你的友谊，感谢你从科学性角度对本书的审阅和修改。

感谢弗雷德：感谢你这位艺术眼光独到的人体摄影师，愿意帮我拍摄穿着工作服的照片；和你的相遇是创作本书的过程中最令人愉快的意外收获之一。

感谢我身边又幽默又有学问的朋友们以及在照片墙上的粉丝们：没有你们，就不会有 @jujulagygy 这个账号，也不会有这个"活跃在社交媒体上的风趣幽默的妇产科医生兼业余画手"，更不会有本书的问世。

感谢 OCTOPLUS 姐妹会的各位成员：B 小姐、亚斯明、奥德、埃莉萨和安妮莱丝。我是最后一个加入的，但是大家很快就接纳了我。我们一起工作的那些夜晚和我们不断加深的友谊是推动我在职业生涯道路上坚定走下去的重要动力。我祝愿每一个人，祝愿我们能够长长久久地在人文关怀和出版的道路上并肩走下去。

感谢我可爱的粉丝家人们：你们每个人都用自己的方式在支持着我，虽然你们并非一直都能理解我作为刚起步的博主和新手画师面临的困扰，但是你们永远都对我怀抱着信心。家人，就是最后还留在你身边的人。因为家人就是家人，是最重要的人。

感谢洋葱，感谢烤好的、做成汤的还有拌在沙拉里的各位洋葱：感谢你们改善了我居家工作这段时间的伙食。

感谢 L 街这个新颖又包容的社区，感谢一年多来在这里的每一天，喝掉的每一杯咖啡，经历的每一个小波折，致敬我生命中这段特殊历程的每个小胜利和大压力！

感谢来到我生命中的三场小"龙卷风"：是你们让我的生活变得如此丰富而精彩。
这十年间我有多辛苦，就有多幸福，希望这种生活能够继续下去（当然，希望主要是幸福继续下去，辛苦还是算了）！

感谢我了不起的先生：感谢你一直这么了不起，感谢你给予我的永恒不变的支持与力量；我想要和你一起变老，我的脑袋里和心里存了太多的计划，要和你一起一件一件地完成。

感谢达·芬奇、弗丽达·卡洛、古斯塔夫·克林姆特与古斯塔夫·库尔贝、桑德罗·波提切利、欧仁·德拉克洛瓦和爱德华·蒙克，希望各位在坟墓中不要怨恨我涂改了你们伟大的画作。

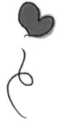

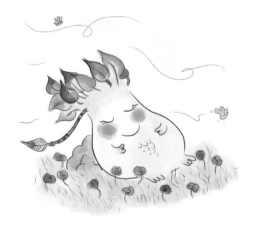